消化器外科医である
私の頭の中を、6つのテーマに分けて
整理してみました。

ただ、臨床では、それぞれを分けて
考えているわけではありません。
特に「その1」「その2」「その3」は、
行ったり来たりしながら
まとめて読んでいただけると、
身体と病態と治療のつながりが
理解しやすいです。

「その4」はすべての治療、
すべての患者さんにかかわることで、
「その5」「その6」は
消化器外科医として、医療者として、
私が大事だと考えていることを書いています。

JN018026

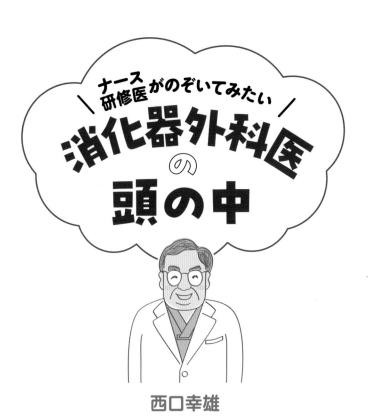

ナース・研修医がのぞいてみたい

消化器外科医の頭の中

西口幸雄

照林社

はじめに

　「あのチューブは夜中に排液がなくなったと、なぜ当直医に連絡しないんだ？」とか、「あのドレーンから漿液性の排液がたくさん排出しても心配ない、あわてるな」とか言われたことはありませんか？　外科医はなぜ、このような指示をするのでしょうか。解剖の本を見ても看護師のマニュアルを見ても、さっぱり理解できないですよね。手術後、外科医はどこをみて、何に注意しているのか、よくわからないと感じている看護師も多いと思います。

　外科医の最大の特徴は、経験からなる解剖の理解でしょう。わかりやすく言うと、進行直腸がんを画像で見た場合、消化器外科医は腫瘍の硬さ、ざらざら感、周囲との引っ付き具合などを考えます。そこは看護師のみなさんと大きく異なるところです。長年外科医をしていると、解剖は当たり前に頭に入っています。入っているのが外科医だといえます。内科医とも周囲臓器との関係の理解には大きな差が出てきます。何度も臓器を手に取り、はがしたり、切ったり、つないだりして、そのような感覚と知識を手に入れることができるのです。

　看護師への「このチューブは排液が止まったらすぐに連絡して」とか、「これはワインレッド色になったら当直医に連絡して」などの指示も、すべて理由があります。外科医の頭の中を知ることは、看護師にも有意義で、指示の重要さや発生していることの重大性の発見にもつながるはずです。

　解剖の理解をはじめ、手術に臨む心構え、栄養に関する知識、患者さんとの向き合い方など、私がこれまで約40年間、消化器外科医として経験して積み重ねてきた、頭の中の構造を書きました。今や外科医が少なくなってきています。外科医とより協調して、看護に生かしていただければ幸いです。ぜひ気軽に読んでください。

　2023年10月

西口幸雄

CONTENTS

☕ Coffee Break

装丁・本文デザイン・DTP：杉本ひかり（おすぎとまる）　イラスト：杉本ひかり、丸山智子（おすぎとまる）

自己紹介

中学生のころ、東大卒の代理教員が医学部に入りなおそうとしており、医師という仕事に関心をもつ。同じころ、いとこが突然亡くなった。前日まで一緒に遊んでいたのに。医師になろうかな、と思った。

1975年（昭和50年）3月	大阪府立三国ヶ丘高等学校卒業
1976年（昭和51年）4月	大阪市立大学医学部入学
1982年（昭和57年）3月	大阪市立大学医学部卒業
1982年（昭和57年）6月	大阪市立大学医学部 第一外科入局（臨床研修医） 軟式テニス部の先輩方が多数外科に入局したので、ああいう先輩方がいるのならいいなと思い、外科に入局した。
1983年（昭和58年）1月	大阪掖済会病院（臨床研修医）
1984年（昭和59年）5月	大阪市立住吉市民病院（臨床研究医） 掖済会病院と住吉市民病院で基礎的な研修は十分に受けたと思う。
1985年（昭和60年）4月	大阪市立大学医学部第一外科（臨床研究医） ここから研究生活も始まった。がんをラットに移植して栄養剤の違いによって発育が変わるか、新しいケトン体輸液の可能性を実験した。昼は臨床、夜や休日は研究と忙しい生活だった。 この研究医時代、日本水産のサケマス漁船の船医に出向することになった。2か月あっという間に過ぎた。楽しい思い出となっている。
1986年（昭和61年）4月	馬場記念病院 医師 ひたすら臨床にいそしんだ。もう少し研究したいことがあったので、アメリカ合衆国オハイオ医科大学に1年間留学した。帰国して半年後、大学に帰学した。
1992年（平成4年）10月	大阪市立大学医学部 第一外科助手
1999年（平成11年）4月	大阪市立大学医学部 第一外科講師 大学では臨床と研究で忙しく過ごした。臨床は大腸がんの手術や症例検討、腹腔鏡手術が始まったころだったのでその開発に、研究面では栄養（ケトン体輸液やPEGなど臨床栄養）に取り組んだ。
2001年（平成13年）4月	大阪市立総合医療センター 消化器外科・外科副部長 大腸がんの臨床に、朝早く（7時くらい）から夜遅く（22時くらい）まで365日、大変忙しかった。
2009年（平成21年）4月	大阪市立総合医療センター 消化器センター長
2018年（平成30年）4月	大阪市立十三市民病院 副院長
2019年（平成31年）4月	大阪市立十三市民病院 病院長 病院長になった翌年4月に当時の松井一郎大阪市長から「十三市民病院をコロナ専門病院にする」と指示が下った。そこからは必死の思いで、なんとか患者を受け入れられるように、職員がコロナ患者をみることができるように、離職しないように、いろいろ考えた。
2022年（令和4年）4月	大阪市民病院機構 理事長 兼 大阪市立総合医療センター 病院長 現在に至る。 まだ現役の熱い外科医です！

解剖のこと

　消化器外科医が、ほかの診療科の医師と一番違う点は、消化器の解剖を熟知しているということでしょう。臓器や腫瘍を手に取って、大きさや硬さ、もろさ、などが五感を通じて身に付いているといえます。消化器外科医であれば、胃の周囲の解剖、直腸周囲の解剖などが頭の中に入っているのは当然です。外科医が解剖の本を手術前に読んでいるようでは、まだまだ一人前とはいえません。

　手術に際して、大事なのはシミュレーションです。この患者さんの腫瘍はどの膜を切って（または残して）どう剥離していけばがんを残さずに切除できるかを考えてメスを入れるのです。1例1例、がんの浸潤も違えば、臓器の隣接状況も違います。脂肪の付き方でもかなり変わってきます。どれだけシミュレーションできるかが、外科医の質を決めるといってもいいでしょう。つまり外科医にとって解剖は、「患者ごとに異なる病気の見取図」のようなものです。

外科医にとって、
「解剖」の熟知は必須

手術のための
解剖

がんの浸潤、
脂肪の付き方など、
患者固有の解剖

いわゆる
解剖書の解剖

消化器は、口から肛門まで つながっている

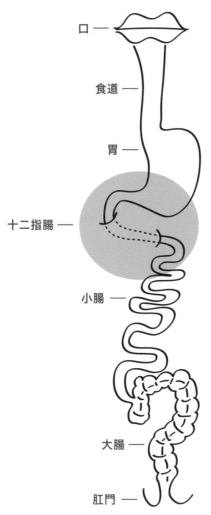

口 ―

食道 ―

胃 ―

十二指腸 ―

小腸 ―

大腸 ―

肛門 ―

口から入った食物（水分を含め8～10L）は、食道・胃・十二指腸・小腸・大腸に送られ、栄養素や水分などが吸収され、残りのものが肛門から便として約200mL、24～72時間後に排出されます。

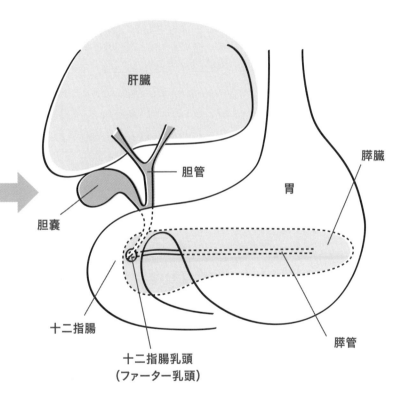

脇道にある肝臓と膵臓は、十二指腸で消化管とつながる

肝臓

胆管

胆嚢

胃

膵臓

十二指腸

膵管

十二指腸乳頭
(ファーター乳頭)

胆管も膵管も、十二指腸乳頭（ファーター乳頭ともいいます）
に開口していることがポイントです。胆道系（肝臓から胆管、
胆嚢）と膵臓は、胆管、膵管によって十二指腸乳頭でつながっ
ています。

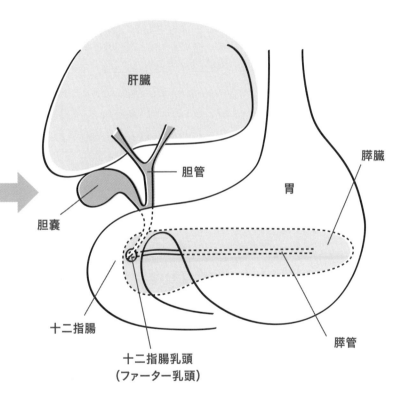

その1 解剖のこと
その2 手術・治療のこと
その3 術後のこと
その4 栄養のこと
その5 日々の診療のこと
その6 看護師のみなさんへ

仰臥位では重力により
舌や軟口蓋が落ち込む

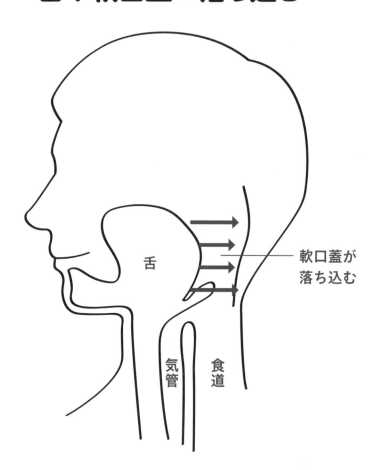

軟口蓋が
落ち込む

舌

気管　食道

そのため、経鼻胃管の挿入には
座位や側臥位が適している

Link　経鼻胃管 ▶ p.88

座位 や 側臥位 では胃管が食道に入りやすい

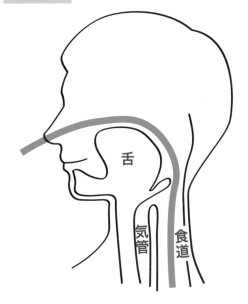

舌

気管　食道

仰臥位 では舌や軟口蓋が背側に動き、胃管が食道に入りにくい（誤って気管に入りやすい）

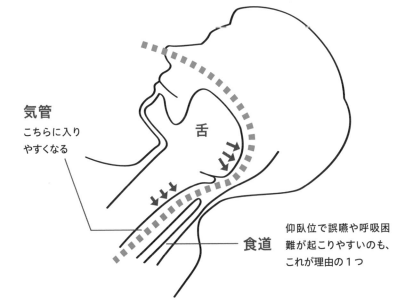

気管
こちらに入り
やすくなる

舌

食道

仰臥位で誤嚥や呼吸困
難が起こりやすいのも、
これが理由の1つ

その1 解剖のこと

その2 手術・治療のこと

その3 術後のこと

その4 栄養のこと

その5 日々の診療のこと

その6 看護師のみなさんへ

食道

食道は消化のはたらきはなく、のどと胃をつなぐ食物の輸送路

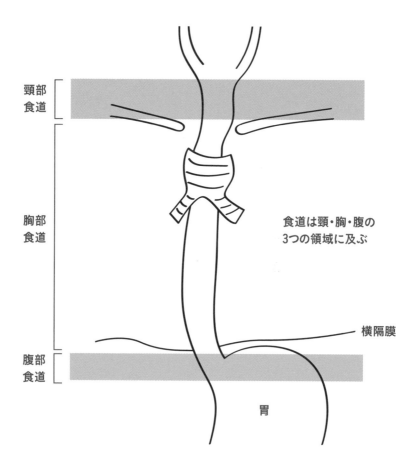

頸部
食道

胸部
食道

腹部
食道

食道は頸・胸・腹の
3つの領域に及ぶ

横隔膜

胃

食道は、物が通過する役割を担います。モノによって、例
えばアルコール、異物（洗剤や硬貨など）、たばこの煙、熱
湯などによって損傷を受けやすい臓器です。

Link 食道がん ▶ p.28

食道～胃～十二指腸

食道、十二指腸は固定され、
胃は固定されていない

その
1
解剖のこと

その
2
手術
治療のこと

その
3
術後のこと

その
4
栄養のこと

その
5
日々の
診療のこと

その
6
看護師の
みなさんへ

胃は切除されると、食道は横隔膜で、
十二指腸は後腹膜で固定されている
ので、再建が難しくなります。

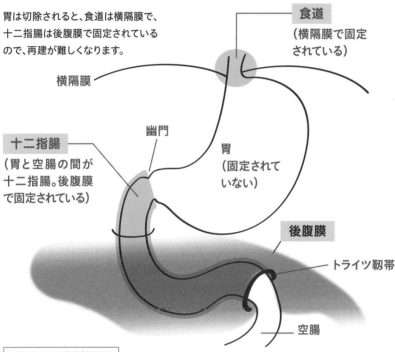

食道
（横隔膜で固定
されている）

横隔膜

幽門

胃
（固定されて
いない）

十二指腸
（胃と空腸の間が
十二指腸。後腹膜
で固定されている）

後腹膜

トライツ靭帯

空腸

腹腔の正中断面図

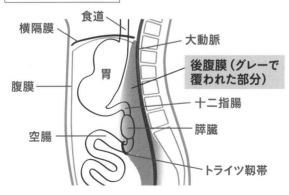

横隔膜

食道

大動脈

胃

**後腹膜（グレーで
覆われた部分）**

腹膜

十二指腸

膵臓

空腸

トライツ靭帯

memo

軸捻転

食道と十二指腸は固
定されているのに、胃
は固定されていない
ので、胃がねじれる
「軸捻転」が発生す
る場合があります。
緊急手術となること
もあります。

Link トライツ靭帯 ▶ p.12　胃がん手術 ▶ p.30

胃

胃は塊（食塊）が入ってくると弛緩し、
胃壁を収縮（蠕動）し、
胃液と混和する

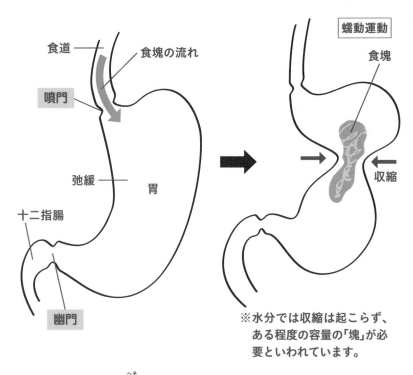

蠕動運動

食道 — 食塊の流れ

噴門

食塊

弛緩 — 胃

十二指腸

収縮

幽門

※水分では収縮は起こらず、
ある程度の容量の「塊」が必
要といわれています。

胃は左上腹部から臍の間にある、袋状の大きな食物の貯蔵庫です。胃は何も
食べていないときは大きめのサツマイモくらいのサイズですが、その容量は最
大2Lにもなります。食物を消化し、少しずつ十二指腸に送り込みます。

memo

ダンピング症候群

消化されたものは少しずつ幽門から十二指腸に送り出され、一気に流れ込むダンピ
ングを防いでいます。しかし、胃の手術でこの幽門部を切除すると、ダンピング症
候群が起こりやすくなります。

肥満や食べすぎなどにより腹圧が上がると胃液が食道に逆流し、胸焼けなどの症状を引き起こす

胃液は胃酸（塩酸）が含まれるので、食道に逆流すると炎症を引き起こします。通常は、噴門があるから胃液が食道に逆流しないのです。

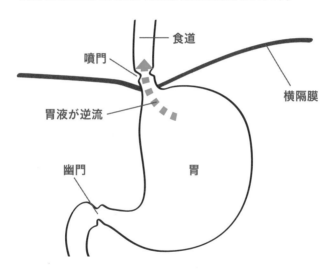

食道

噴門

横隔膜

胃液が逆流

幽門

胃

memo
食道胃接合部がん

近年、増加しています。逆流性食道炎から発生してくるケースが多く、肥満による腹圧の上昇は逆流性食道炎の原因の1つといわれています。
食道と胃の接合部のがんなので、食道領域は食道がん、胃の領域は胃がんです。胃がんは腺上皮から発生するので腺がん、食道がんはもともとの扁平上皮からできる扁平上皮がんだけでなく、胃の腺上皮が食道に化生してできる腺がんもあります。

voice 「がん」と「癌」

外とつながっている上皮からできたもの（空気に触れている。胃も大腸も口を開ければ外気とつながっている）が「癌」で、外とつながっていない（上皮性ではない）けれど、悪性のものは「がん」とされています。筋肉からできた悪性の腫瘍は上皮からできないので「がん」になります。正しくは肉腫です。白血病も血液細胞からできるので、血液の「がん」です。
最近は、「がん」も「癌」も、「がん」と表記されることが多いようです。私も「がん」で統一すればよいと思います。

その1 解剖のこと
その2 手術・治療のこと
その3 術後のこと
その4 栄養のこと
その5 日々の診療のこと
その6 看護師のみなさんへ

トライツ靱帯は、空腸が出てくる "洞穴(ほらあな)の出口"

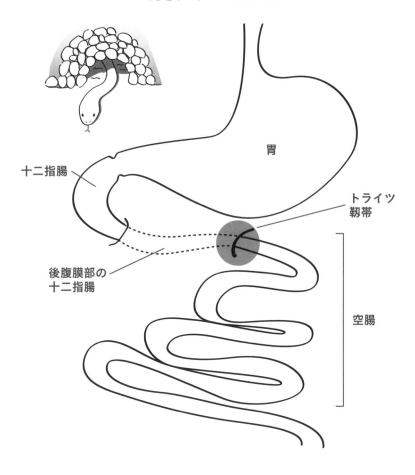

胃

十二指腸

トライツ靱帯

後腹膜部の十二指腸

空腸

トライツ靱帯は、後腹膜から空腸が出てくる場所です。トライツ靱帯といっても筋肉の靱帯のように、強固な組織ではありません。境界不明な腹膜があって、そこから空腸が遊離腹腔内に出ています。空腸を引っ張ると、出口が靱帯のように感じます。

Link トライツ靱帯、後腹膜▶p.9

小腸は、空腸と回腸に分かれるけれど、境界はない

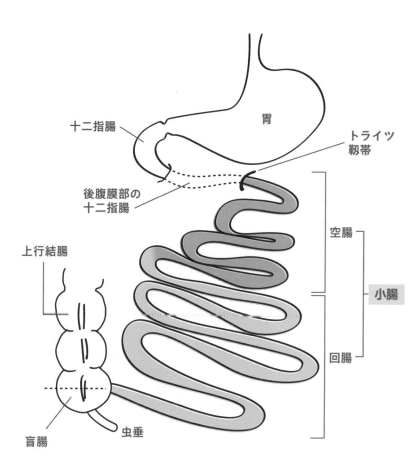

その
1　解剖のこと

その
2　手術・治療のこと

その
3　術後のこと

その
4　栄養のこと

その
5　日々の診療のこと

その
6　看護師のみなさんへ

小腸は7m程度あり、口側2/5を空腸、肛門側3/5を回腸といいます。肉眼的に境界はありません。

小腸は検査が難しい臓器です。検査方法はカプセル内視鏡や長い小腸内視鏡があります。幸いなのは、小腸は悪性腫瘍の発生が少ないことです。

栄養素を含んだ10Lの水分は 小腸で1Lに、 大腸で200mLの便になる

栄養素は小腸で吸収されます。水分も90%は小腸で吸収されます。水分は大腸だけで吸収されると思っている人が多いようですが、メインは小腸です。小腸には十二指腸から水分・食物・消化液を含めて1日に約10Lが流入します。それが小腸で吸収されて約1Lになり、大腸に流入します。

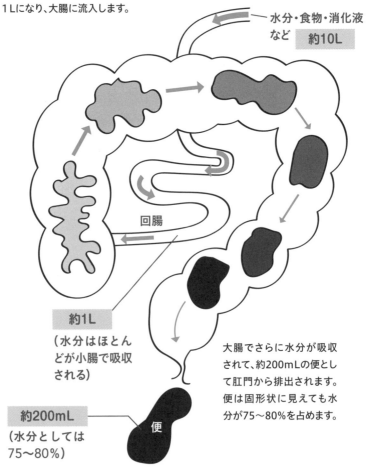

水分・食物・消化液など　約10L

回腸

約1L
（水分はほとんどが小腸で吸収される）

大腸でさらに水分が吸収されて、約200mLの便として肛門から排出されます。便は固形状に見えても水分が75〜80%を占めます。

約200mL
（水分としては75〜80%）

便

大腸

大腸の左側（色がついている部分）は、虚血性大腸炎になりやすい

その
1
解剖のこと

その
2
手術・治療のこと

その
3
術後のこと

その
4
栄養のこと

その
5
日々の診療のこと

その
6
看護師のみなさんへ

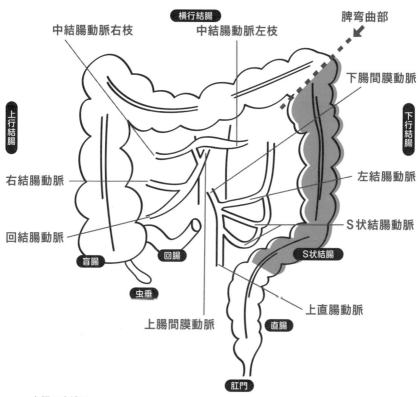

大腸の血流は、

右側（上行結腸から横行結腸） を 上腸間膜動脈 が

左側（下行結腸から直腸） を 下腸間膜動脈 が

支配しています。

脾弯曲部で血流が乏しくなる場合があり、また下腸間膜動脈は末梢での吻合枝が少ないため、血流低下したときに虚血になりやすいと考えられています。

虚血性大腸炎は、突然の左下腹部痛と下血が起こります。動脈硬化や便秘が誘因とされています。ほとんどの場合、保存的に治癒します。

大腸がんは、大腸の右側にできたときと、左側にできたときでは症状が異なる

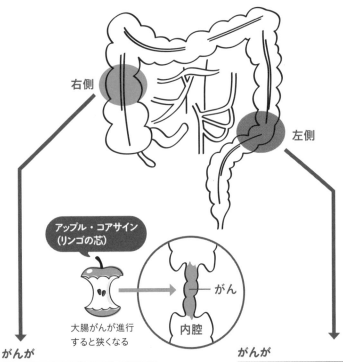

右側

左側

アップル・コアサイン
(リンゴの芯)

大腸がんが進行
すると狭くなる

がん

内腔

がんが
右側の大腸（上行結腸あたり）
にできると…

大きくなって痛みや腫瘤触知で発見されることが多いです。がんは大きくなって内腔が狭くなっても、便は水様なので、閉塞しにくいです。そのため、右側大腸がんは大きくなってから発見されやすくなります。

がんが
左側の大腸（S状結腸あたり）
にできると…

血便や腸閉塞で発見されることが多いです。便は固形に近くなっているので、閉塞しやすいです。そのため、左側大腸がんは大きくなると腸閉塞を起こしやすくなります。腫瘍と便の摩擦が大きくなり、出血で見つかることも多いです。

Link 大腸 ▶ p.14,15 大腸がん手術 ▶ p.36 腸閉塞 ▶ p.62

その
1
解剖のこと

その
2
手術・治療のこと

その
3
術後のこと

その
4
栄養のこと

その
5
日々の診療のこと

その
6
看護師のみなさんへ

胆管も膵管も、十二指腸の
ファーター乳頭に開口する

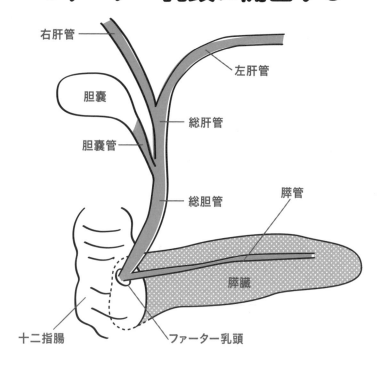

右肝管

左肝管

胆嚢

総肝管

胆嚢管

総胆管

膵管

膵臓

十二指腸

ファーター乳頭

胆管に炎症が起こるのが「胆管炎」です。胆管は肝臓内の顕微鏡レベルの胆管から、総胆管まであります。最も一般的なのは、総胆管に石ができたときに胆汁がうっ滞して炎症を起こす場合です。胆管は炎症を起こすと太くなり、胆汁は通常、黄金色ですが膿性になることが多いです。炎症が高度になると胆汁は白色になってきます。

┌ **memo** ┐
胆嚢炎
胆嚢炎は胆石がある場合に起こりやすく、心窩部から右上腹部にかけて強烈な痛みを伴います。40歳以上の中高年や肥満者、女性に多いことが知られています。

┌ **memo** ┐
膵炎
膵炎はアルコールの多飲や総胆管結石などが原因で、アミラーゼなどの膵臓の酵素が活性化して膵臓に炎症を起こす病気です。心窩部や背部に強い痛みを生じ、ショック症状を呈する場合もあります。

肝臓は解剖上8か所に分けられ、区域によって手術方法が異なる

腹側からみると

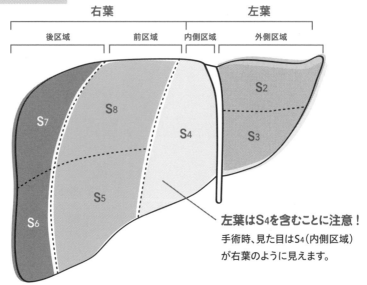

左葉はS4を含むことに注意！
手術時、見た目はS4（内側区域）
が右葉のように見えます。

S1（尾状葉）は上大静脈に接しているので、腹側からは見えません。
肝臓の左葉は外側区域（S2＋S3）と内側区域（S4）からなることに注意してください。

足側からみると

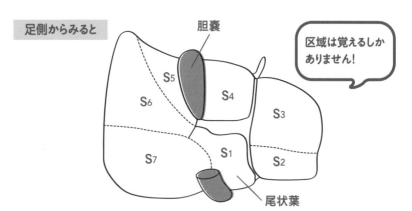

区域は覚えるしか
ありません！

肝臓の右葉と左葉は、見た目にはわかりません。

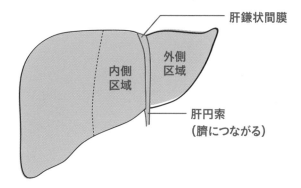

肝鎌状間膜

外側
区域

内側
区域

肝円索
（臍につながる）

**肝臓の部分切除の際、どうやって右と左の境界を認識しているか
というと…下大静脈と胆嚢を結んだ部分が、
右葉と左葉を分けるライン（cantlie line）です。**

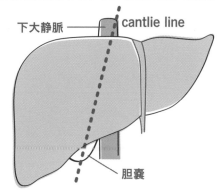

下大静脈

cantlie line

胆嚢

そのラインには中肝静脈が走行しています。

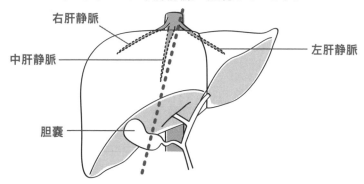

右肝静脈

中肝静脈

左肝静脈

胆嚢

その
1
解剖のこと

その
2
手術
治療 のこと

その
3
術後のこと

その
4
栄養のこと

その
5
日々の
診療のこと

その
6
看護師の
みなさんへ

門脈は小腸や大腸からの静脈が集合したもの

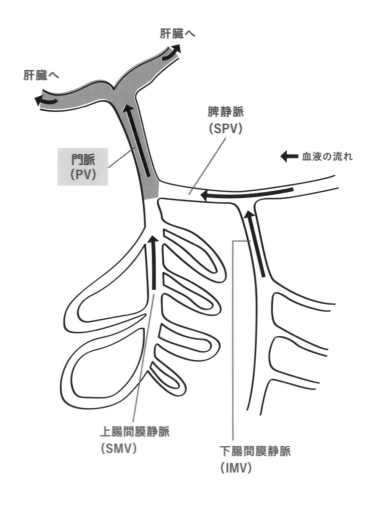

肝臓へ

肝臓へ

脾静脈
(SPV)

← 血液の流れ

門脈
(PV)

上腸間膜静脈
(SMV)

下腸間膜静脈
(IMV)

肝臓に血液が流入する血管には、門脈と肝動脈の2つがあります。
門脈の血液（門脈血）は栄養素を多く含み、肝動脈より流量が多いです。

門脈圧が上昇し、
血液（門脈血）がうっ滞、逆流すると、
こぶ（静脈瘤）ができる

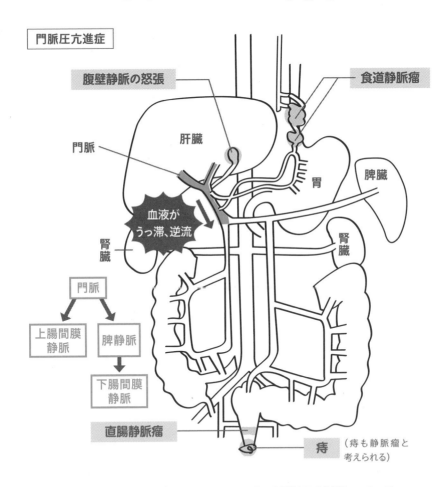

肝硬変などで門脈血が肝臓に流入しにくくなると門脈圧は上昇し、いろいろな部位に静脈瘤をつくります（門脈圧亢進症）。食道静脈瘤、腹壁静脈の怒張（Caput medusae）、痔や直腸静脈瘤が有名です。

その1 解剖のこと

その2 手術治療のこと

その3 術後のこと

その4 栄養のこと

その5 日々の診療のこと

その6 看護師のみなさんへ

孔（あな）、窩（くぼみ、へこみ）に
液がたまりやすい

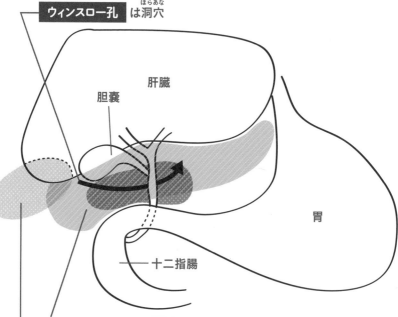

ウィンスロー孔 は洞穴

肝臓

胆嚢

胃

十二指腸

ウィンスロー孔の前面が 肝下面・肝十二指腸間膜 で、ウィンスロー孔が
最背側にあるので液がたまりやすい。

モリソン窩

肝腎窩ともいい、ウィンスロー孔、
肝下面より少し外側で最背側にあ
る。少しの出血や膿汁、腹水でも
発見される（実質臓器の肝臓と腎
臓に挟まれているので）。
少量でも一番発見されやすい。

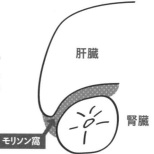

肝臓

腎臓

モリソン窩

Link ドレーン ▶p.44

スペース（量）

多　　横隔膜窩　>　ダグラス窩　>　モリソン窩　>　ウィンスロー孔　　少

ドレーンは、その手術で一番、液（リンパ液や出血）がたまりやすいところに
留置します。最も背側になる場所です。

ダグラス窩

腹膜の最も尾側にあ
るくぼみ。液がたまり
やすい。
指を肛門から挿入す
ると届く（しこりとし
て触知する）ので、腹
膜播種の診断に用い
られる。

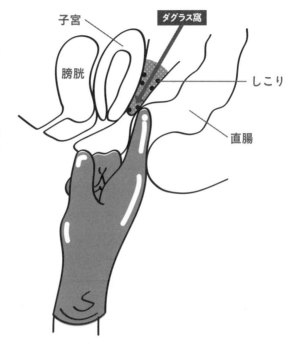

子宮

ダグラス窩

膀胱

しこり

直腸

横隔膜窩

上腹部の左右にある
最大の液貯留場所。

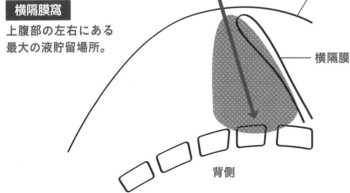

横隔膜窩

腹膜

横隔膜

背側

その1　解剖のこと

その2　手術のこと　治療のこと

その3　術後のこと

その4　栄養のこと

その5　日々の診療のこと

その6　看護師のみなさんへ

膵臓は胃の裏に隠れているが、膵臓が炎症を起こすと、全身にきわめて重篤な影響を及ぼす

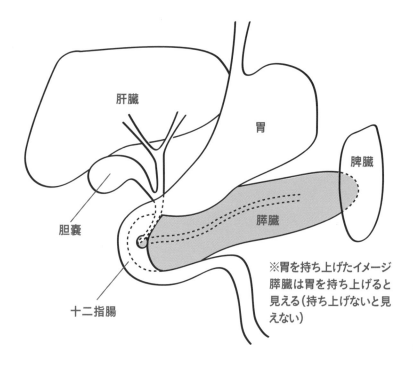

肝臓

胃

脾臓

膵臓

胆嚢

十二指腸

※胃を持ち上げたイメージ
膵臓は胃を持ち上げると
見える(持ち上げないと見
えない)

膵臓は胃の背側にあるため、開腹してもすぐには見えません。淡黄色で一見「脂肪の塊」のようです。被膜に覆われていますが、乱暴に扱うと容易に出血し、止血には難渋します。また胃がんの手術などで膵臓に損傷を起こすと、術後に膵液瘻に悩まされ、血管壁を溶かして仮性動脈瘤を形成し、術後出血の原因となることがあります。

┌─ memo ─┐

真性動脈瘤

動脈瘤の壁は血管壁から成る。

仮性動脈瘤

動脈瘤の壁は周囲の組織がフタをするように寄ってきてできるので弱い。

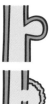

Link 膵液瘻 ▶ p.75

解剖 17 骨盤内臓器

骨盤内は狭い空間に複数臓器が密に接して存在し、血管や神経も複雑に絡み合っている

骨盤内臓器の関係（縦断面・女性）

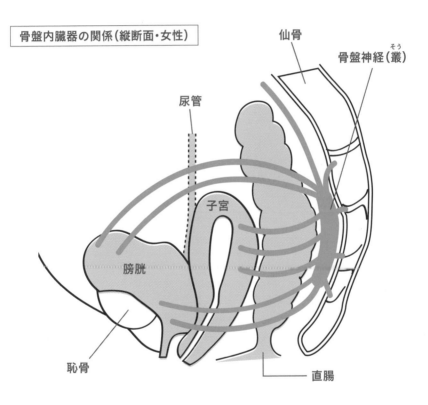

仙骨

骨盤神経（叢）

尿管

子宮

膀胱

恥骨

直腸

骨盤内には膀胱、子宮、直腸が腹側から背側に向かって順に接しています。
最も背側には骨盤神経（叢）が仙骨に接して存在します。慎重に手術を行わないと、この神経を損傷し、排尿障害や性機能障害を引き起こします。

尿管は直腸の左右の骨盤内に存在し、膀胱には背側から流入します。がんが尿管などへの浸潤がないか、手術前には確認しておく必要があります。

Link 直腸切除術 ▶ p.38

その1 解剖のこと

その2 手術・治療のこと

その3 術後のこと

その4 栄養のこと

その5 日々の診療のこと

その6 看護師のみなさんへ

手術・治療のこと

外科医は、がんの手術をする場合が多いため、次のような心構えが大事であるといわれています。「鬼手仏心<ruby>鬼<rt>き</rt>手<rt>しゅ</rt>仏<rt>ぶっ</rt>心<rt>しん</rt></ruby>」です。がんに対しては少しでも取り残すことのないように、鬼のように残酷な手さばきでメスを使い、患者さん自身に対しては、仏のような心で接する、という意味です。いい教えです。すべての外科医がこの言葉を肝に銘じていると思います。

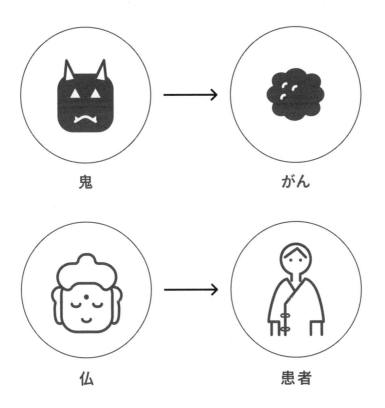

鬼　→　がん

仏　→　患者

1 食道がん手術

食道がんは、発生部位によって
リンパ節郭清の範囲が異なる

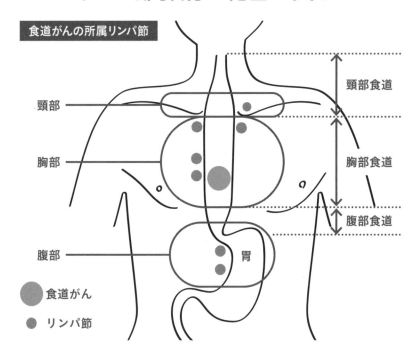

食道がんの所属リンパ節

頸部

胸部

腹部

胃

頸部食道

胸部食道

腹部食道

● 食道がん

● リンパ節

食道がんは発生したがんの部位とステージによってリンパ節郭清の範囲が異なります。食道がんは浸潤しやすく、リンパ節転移もしやすいため、上の図のように、胸部食道にがんがあった場合、原則として頸部・胸部・腹部の3領域のリンパ節郭清が必要となります。

食道がんの発生した部位によっては、例えば、頸部食道がんや腹部食道がんでは、リンパ液が3領域すべてには流れないので、3領域すべては郭清しない場合もあります。進行程度にもよります。

> ⚠ **術後肺炎に注意**
> 食道がん手術の術後は、肺炎に注意が必要です。反回神経を温存していても、浮腫などで誤嚥することが多くなります。唾液でむせていないか、誤嚥してもむせることができない場合も多いので注意しましょう。

 Link 食道 ▶ p.8

食道がんの切除と再建術の例

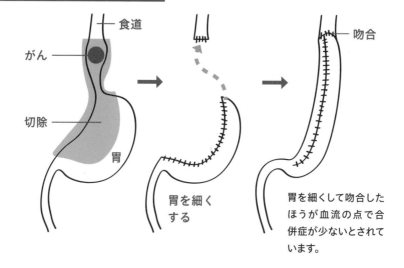

食道

がん

切除

胃

胃を細くする

吻合

胃を細くして吻合したほうが血流の点で合併症が少ないとされています。

・・

? 食道がんは、なぜ右胸から手術するの?

左胸からだと、大動脈弓と心臓があり食道にアプローチするのが難しいからです。

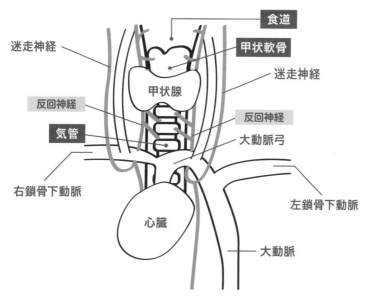

迷走神経

反回神経

気管

右鎖骨下動脈

甲状腺

心臓

食道

甲状軟骨

迷走神経

反回神経

大動脈弓

左鎖骨下動脈

大動脈

反回神経が気管のまわりに走行しているので、手術の際は注意します。

その1 解剖のこと

その2 手術 治療 のこと

その3 術後のこと

その4 栄養のこと

その5 日々の診療のこと

その6 看護師のみなさんへ

2 胃がん手術

胃がんの手術は、大きく分けて3種類
がんの部位、大きさ、進展によって選択する

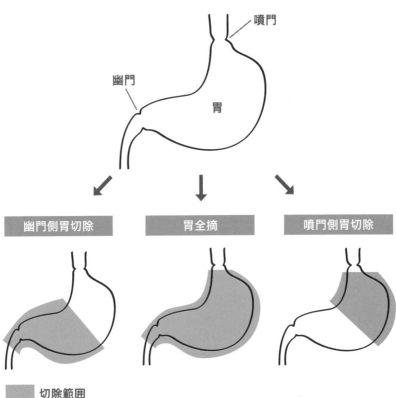

切除範囲

近年はピロリ菌の除菌によって、胃がんの発生は少なくなってきました。また、術式も、腹腔鏡手術、ロボット支援手術、開腹手術と、選択肢が増えました。切除後の再建も、各吻合の利点と欠点、患者の状況や年齢、がんの存在部位、大きさ、進展、手術方法などから考えます。安全性や、実施しやすさも加味しなくてはいけません。

Link 胃 ▶ p.9〜11

術後のことを考慮し
近年は「少しでも胃を残す」方向に

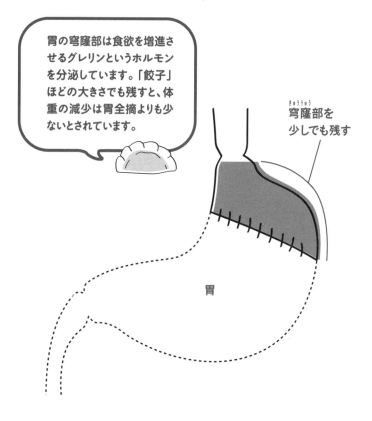

胃の穹窿部は食欲を増進させるグレリンというホルモンを分泌しています。「餃子」ほどの大きさでも残すと、体重の減少は胃全摘よりも少ないとされています。

穹窿部を
少しでも残す

胃

胃がん手術の術式は多数ありますが、胃の穹窿部を少しでも残すことが大事となってきました。術後の栄養状態や筋肉量が、その後の生存率と関係しているというデータも少しずつ出てきています。

その1 解剖のこと
その2 手術・治療のこと
その3 術後のこと
その4 栄養のこと
その5 日々の診療のこと
その6 看護師のみなさんへ

胃の幽門側を切除した後の再建は、**残胃の大きさや胆汁が残胃に流入することに対する術者の考え**から、主に3つの方法に分かれます。

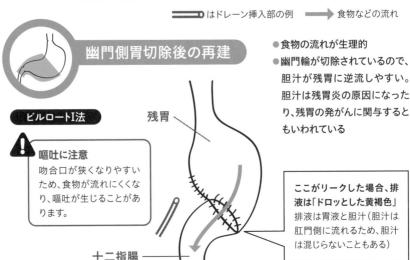

 ━━━ はドレーン挿入部の例　　➡ 食物などの流れ

幽門側胃切除後の再建

- 食物の流れが生理的
- 幽門輪が切除されているので、胆汁が残胃に逆流しやすい。胆汁は残胃炎の原因になったり、残胃の発がんに関与するともいわれている

ビルロートⅠ法

⚠ **嘔吐に注意**
吻合口が狭くなりやすいため、食物が流れにくくなり、嘔吐が生じることがあります。

残胃

十二指腸

ここがリークした場合、排液は「ドロッとした黄褐色」
排液は胃液と胆汁（胆汁は肛門側に流れるため、胆汁は混じらないこともある）

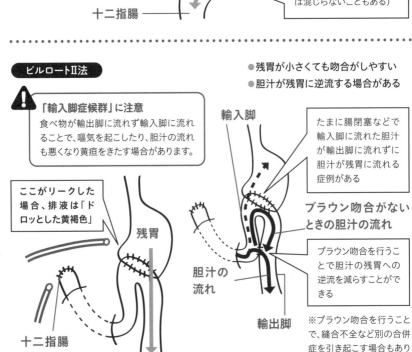

ビルロートⅡ法

⚠ **「輸入脚症候群」に注意**
食べ物が輸出脚に流れず輸入脚に流れることで、嘔気を起こしたり、胆汁の流れも悪くなり黄疸をきたす場合があります。

- 残胃が小さくても吻合がしやすい
- 胆汁が残胃に逆流する場合がある

輸入脚

たまに腸閉塞などで輸入脚に流れた胆汁が輸出脚に流れずに胆汁が残胃に流れる症例がある

ブラウン吻合がないときの胆汁の流れ

ブラウン吻合を行うことで胆汁の残胃への逆流を減らすことができる

ここがリークした場合、排液は「ドロッとした黄褐色」

残胃

胆汁の流れ

輸出脚

十二指腸断端

空腸

※ブラウン吻合を行うことで、縫合不全など別の合併症を引き起こす場合もあります。

Link ドレーン ▶ p.46

※p.32〜35の排液の色は、めやすです。また、色の表現は施設や医師により異なる場合があります。

リークしたときは、どれも緊急性あり

異常な排液を認めたときは、腹部全体に炎症が及んでいないかを観察してください。リークした液が局所でとどまっており、すべてドレナージできているか、が見きわめポイントです。広がっているようなら「汎発性腹膜炎」の可能性があり、処置や手術が必要です。

ルーワイ法

嘔吐に注意 吻合口が狭くなりやすいため、食物が流れにくくなり、嘔吐が生じることがあります。

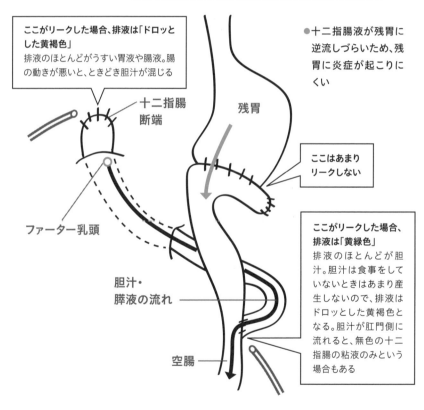

ここがリークした場合、排液は「ドロッとした黄褐色」
排液のほとんどがうすい胃液や腸液。腸の動きが悪いと、ときどき胆汁が混じる

十二指腸
断端

ファーター乳頭

胆汁・
膵液の流れ

空腸

残胃

●十二指腸液が残胃に逆流しづらいため、残胃に炎症が起こりにくい

ここはあまり
リークしない

ここがリークした場合、排液は「黄緑色」
排液のほとんどが胆汁。胆汁は食事をしていないときはあまり産生しないので、排液はドロッとした黄褐色となる。胆汁が肛門側に流れると、無色の十二指腸の粘液のみという場合もある

十二指腸断端は術後どんな状態になっているの?

十二指腸断端の数cm肛門側の十二指腸は後腹膜に固定されているので、断端に可動性はありません。

その1 解剖のこと

その2 手術・治療のこと

その3 術後のこと

その4 栄養のこと

その5 日々の診療のこと

その6 看護師のみなさんへ

食道と十二指腸は固定されているので、食道・残胃吻合以外は、**切除した胃の部分を空腸でどう補うか**によって、吻合の仕方が異なります。

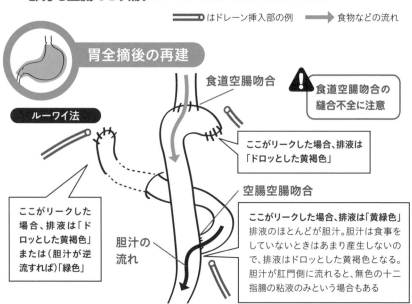

はドレーン挿入部の例　➡ 食物などの流れ

胃全摘後の再建

ルーワイ法

食道空腸吻合

⚠ 食道空腸吻合の縫合不全に注意

ここがリークした場合、排液は「ドロッとした黄褐色」

ここがリークした場合、排液は「ドロッとした黄褐色」または（胆汁が逆流すれば）「緑色」

胆汁の流れ

空腸空腸吻合

ここがリークした場合、排液は「黄緑色」排液のほとんどが胆汁。胆汁は食事をしていないときはあまり産生しないので、排液はドロッとした黄褐色となる。胆汁が肛門側に流れると、無色の十二指腸の粘液のみという場合もある

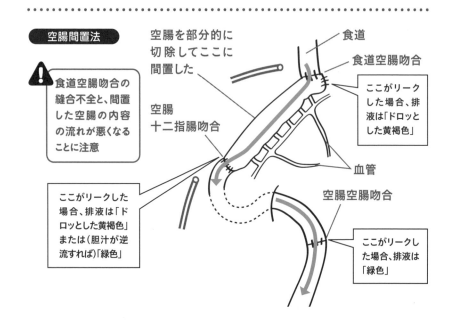

空腸間置法

空腸を部分的に切除してここに間置した

食道

食道空腸吻合

⚠ 食道空腸吻合の縫合不全と、間置した空腸の内容の流れが悪くなることに注意

空腸十二指腸吻合

ここがリークした場合、排液は「ドロッとした黄褐色」

血管

ここがリークした場合、排液は「ドロッとした黄褐色」または（胆汁が逆流すれば）「緑色」

空腸空腸吻合

ここがリークした場合、排液は「緑色」

Link 食道〜胃〜十二指腸▶ p.9　ドレーン▶ p.46

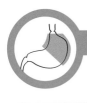

噴門側胃切除後の再建

食道胃吻合

⚠ 食道残胃吻合の
縫合不全に注意

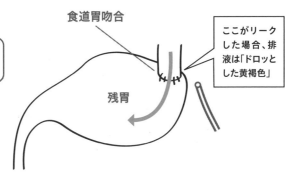

食道胃吻合

残胃

ここがリークした場合、排液は「ドロッとした黄褐色」

空腸間置法

⚠ 食道空腸吻合の
縫合不全と、間置
した空腸の内容
の流れが悪くなる
ことに注意

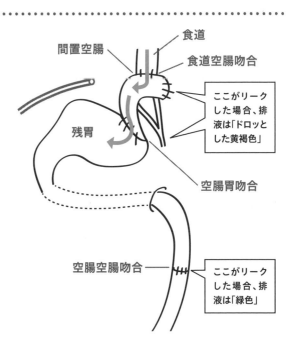

間置空腸

食道

食道空腸吻合

残胃

ここがリークした場合、排液は「ドロッとした黄褐色」

空腸胃吻合

空腸空腸吻合

ここがリークした場合、排液は「緑色」

その1 解剖のこと

その2 手術治療のこと

その3 術後のこと

その4 栄養のこと

その5 日々の診療のこと

その6 看護師のみなさんへ

3 大腸がん手術

結腸がんの切除範囲は
支配血管をどこで切るかによって決まる

回盲部切除、結腸右半切除、横行結腸切除、結腸左半切除、S状結腸切除の5
種類があり、がんの部位、大きさ、進展によって選択します。
近年では腹腔鏡手術、ロボット支援手術、開腹手術など、選択肢が増えました。

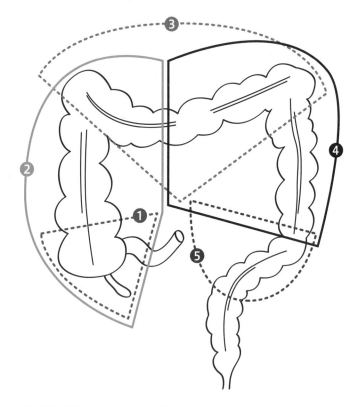

結腸切除術	❶ 回盲部切除	❹ 結腸左半切除
	❷ 結腸右半切除	❺ S状結腸切除
	❸ 横行結腸切除	

Link 大腸▶p.16　ドレーン▶p.46

内視鏡で、がんをきれいに切除できても
粘膜下層浸潤などにより、
追加で腸切除が必要な場合がある

その1 解剖のこと

その2 手術・治療のこと

その3 術後のこと

その4 栄養のこと

その5 日々の診療のこと

その6 看護師のみなさんへ

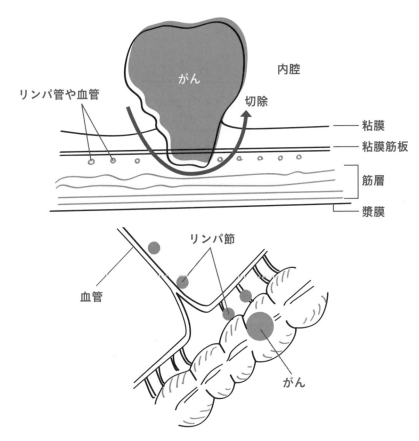

粘膜筋板より深いところにがんが浸潤すると、そこには血管やリンパ管があるので、がんがリンパ節に転移している可能性があります（約10％にリンパ節の転移がある）。このような場合、腸切除とリンパ節郭清を行います。腸を切除しないと、腸壁にこびりついているリンパ節の切除ができないのと、流入動脈を切ると腸が壊死するためです。

直腸の手術は、肛門を残すか、残さないか

直腸切除術は腹膜翻転部より頭側で切除する高位前方切除(HAR)、腹膜翻転部より尾側で切除する低位前方切除(LAR)、内肛門括約筋も切除する内肛門括約筋切除(ISR)があります。手術の選択は、肛門から腫瘍までの距離、腫瘍の進達度、拡がり、また、患者の年齢や活動度、肛門の機能を見きわめ、総合的に判断します。

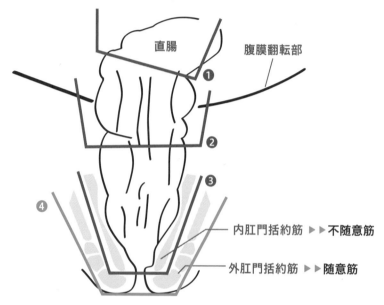

直腸　　腹膜翻転部

❶　❷　❸　❹

内肛門括約筋 ▶▶ **不随意筋**

外肛門括約筋 ▶▶ **随意筋**

直腸切除術：肛門を残す

❶ で切離する
▶高位前方切除 (HAR)

❷ で切離する
▶低位前方切除 (LAR)

❸ で切離する
▶内肛門括約筋切除 (ISR)

肛門温存術であるLARやISRは、一時的に回腸や結腸で人工肛門(ストーマ)を造ることがあります。なぜなら、縫合不全を起こすことが多いとされるからです。実際は予防的な人工肛門を造設しても縫合不全の発生率には差がありません。ただし、一時的ストーマを造っておけば、縫合不全を起こした後、便汁が腹腔内に漏れて、ひどい腹膜炎になることは少ないかもしれません。

直腸切除術：肛門を残さない

❹ で切断する
▶マイルズ手術

memo
ハルトマン手術

直腸がんを切除した後、あえて吻合せずに口側の大腸を人工肛門(ストーマ)にする術式です。緊急などで吻合にリスクを伴うとき、この術式を選択する場合があります。

Link　ドレーン▶ p.46　ストーマ造設▶ p.48　ハルトマン手術▶ p.48

LAR low anterior resection

●低位前方切除

腹膜翻転部より肛門側で
直腸を切除し、吻合する手
術です。

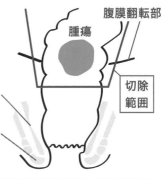

腹膜翻転部
腫瘍
内肛門括約筋
外肛門括約筋
切除範囲

ISR intersphincteric resection

●内肛門括約筋切除

従来より肛門に近い腫瘍も、肛門を温存して
手術できます。その際、内肛門括約筋を切除
し、通常、外肛門括約筋は残します。

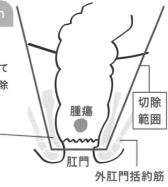

内肛門括約筋
腫瘍
切除範囲
肛門
外肛門括約筋

Miles operation

●マイルズ手術

肛門まで切除し、永久ス
トーマを造る手術です。

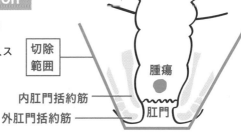

切除範囲
腫瘍
内肛門括約筋
外肛門括約筋
肛門

直腸の切除方法によって、術後の排便状況に差が生じる

外肛門括約筋が残っていると、自
分の意思で肛門をしめることがで
きますが、就寝中は意思がはたら
かないので、夜間などで便漏れに
悩まされる患者さんも多いです。

HAR、LAR	頻便（便漏れはほとんどない）
ISR	かなり頻便 （便漏れは1/3～1/2の人に起こる）
マイルズ手術	人工肛門になる

その1 解剖のこと
その2 手術 治療 のこと
その3 術後のこと
その4 栄養のこと
その5 日々の 診療のこと
その6 看護師の みなさんへ

4 吻合・縫合

切除後の吻合は、安全性と簡便さの両立が大事

胃や腸を切離する場合は自動縫合器というものを使います。切離すると同時に縫合される器械です。手術に際して、腸管吻合が必要になることが多く、近年は誰でも安全に短時間でできるように、ほとんどの場合器械を使って吻合がされています。

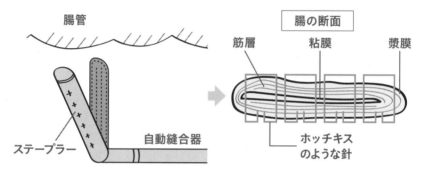

腸管

ステープラー

自動縫合器

腸の断面

筋層　粘膜　漿膜

ホッチキスのような針

? 器械で切ったら清潔?

断端には、閉鎖されているとはいえ粘膜が存在するので、清潔とはいえません。断端をイソジンやヒビテンで消毒する医師もいます。

voice　医療ではアナログな部分が一番大事

手術器具の発達は目覚ましいものがあります。腸を切離する器械や血管を切る器械が年々進化して、難度の高い術式を誰もが行えるようになってきました。患者管理においても、心電図モニターやパルスオキシメーターなど、モニター機器の性能は驚くほど進化しています。

しかし、それを使いこなすのは医師であり、看護師です。正しく使えなければ、患者さんの利益にはつながりません。すぐれた器械を使っても、術者によって出血量が多くなったり、患者さんの観察がおろそかになったりして、問題になっている場面はいまだに多いのが実状です。

「何かおかしい」と感じる、「やさしく」患者さんに接する、「ていねいに」手術する、「誠実に」対応するといったアナログな部分が、臨床で一番大事なところではないでしょうか。器械はデジタル化が進んでも、医療のココロの部分が進んでいないように感じます。それを若い医療者に伝えていくことが私たちの使命です。

病院経営上効率化が最優先されるなか、非常に難しいのですが、アナログな部分の重要性を伝えていくことができる指導者がいる病院が、いい病院だと思っています。私はそれをめざしたいです。

Link　縫合不全 ▶ p.69

縫うときは組織にまっすぐ針を入れる

針をまっすぐに入れないと、組織を傷つけます。

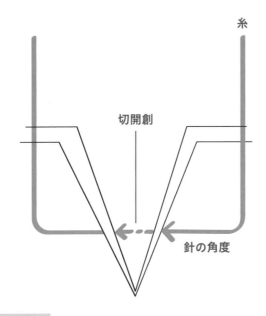

横からみると…

針がまっすぐに入ると… 針穴は丸（組織損傷が少ない）

針が斜めに入ると… 針穴は楕円形で大きくなる（組織損傷が大きい）

voice 困ったときは手縫いできることが大事

従来の「手縫い」ができる医師はどんどん減っています。吻合する腸管に浮腫が強いと縫合不全を起こしやすかったりします。また何回も縫合不全を起こしているケースもあります。
こういった場合、私は手縫い吻合が一番適していると思います。浮腫に合わせて縫いしろも変えられるし、糸を結ぶ強さも変えられるからです。それに手縫いは「心がこもっている」感じがします。

その1 解剖のこと
その2 手術・治療のこと
その3 術後のこと
その4 栄養のこと
その5 日々の診療のこと
その6 看護師のみなさんへ

吻合は誰が行っても確実にできることが重要
最近は、機能的端々吻合が頻用されている

どんな吻合でもいいのです。誰が行っても確実に吻合できればいいのです。
名医しか吻合できないような方法は普及しません。

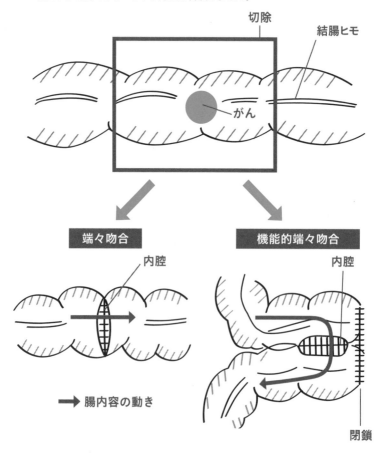

吻合の完成はどう判断するの?

肉眼では判断しづらいのですが、吻合部を通過して便が肛門から出ている、ドレーンの排液が漿液性である、熱が出ていても炎症反応が軽い、痛みがない、などを臨床的に総合評価して判断します。

その1 解剖のこと
その2 手術 治療 のこと
その3 術後のこと
その4 栄養のこと
その5 日々の診療のこと
その6 看護師のみなさんへ

機能的端々吻合
(functional end-to end anastomosis：FEEA)

機能的端々吻合は、腸の端と端を並列に並べその側壁どうしを吻合する方法です。腸液は端と端を通るので、機能的には端々吻合と考えられています。
端々吻合に比べ器械が容易に使いやすく、吻合口が大きくとれます。
★を奥にくり返せば、いくらでも吻合口は大きくなります。

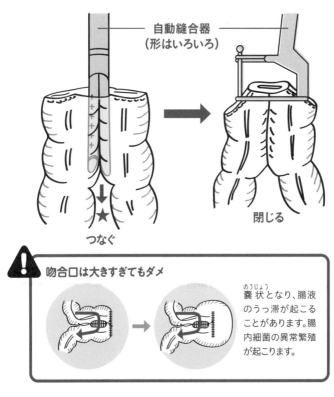

自動縫合器
（形はいろいろ）

つなぐ

閉じる

⚠ **吻合口は大きすぎてもダメ**

嚢状（のうじょう）となり、腸液のうっ滞が起こることがあります。腸内細菌の異常繁殖が起こります。

端々吻合　端々吻合は、端と端を直線的に吻合する方法です。

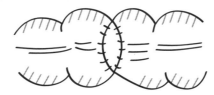

※機能的端々吻合と端々吻合で、術後管理に大きな違いはありません。

5 ドレーン

術後、ドレーンは液体が たまりやすい部位にまっすぐ入れる

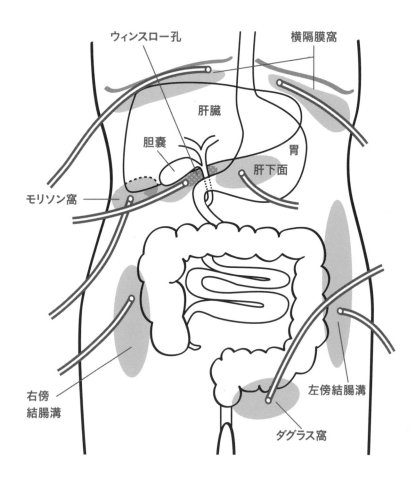

ウィンスロー孔　横隔膜窩
肝臓
胆囊　胃
肝下面
モリソン窩
右傍結腸溝　左傍結腸溝
ダグラス窩

ドレーンは、術後にリンパ液や血液などがたまりやすい場所に留置します。たまりやすいのは、仰臥位で一番背側になる場所です。特にダグラス窩は座位、立位のとき最も底になります。ちなみに腹膜播種は、このダグラス窩を直腸から触診することで判断します。

Link 腹腔 ▶ p.22

ドレーンは低圧で引いたほうがいい?

手術後などで腹部にドレーンが留置されます。排液が腹腔内に貯留しないように低圧で吸引をかける場合があります。排液の貯留で臓器が圧迫されたり、汚染物の貯留で膿汁が腹腔内に拡がったり、ドロッとした排液でドレーンが閉塞したりすることを防止する目的があります。非常に効果的で、日常よく使われています。しかし、低圧で吸引するとドレーンの先端が臓器に密着し、臓器から出血したり、密着することでかえってドレナージ効果が悪くなることがあります。吸引物の量や性状、吸引圧などにも注意する必要があります。

 ### ドレーンの屈曲に注意

ドレーンが屈曲し、ドレーンの先端が臓器を圧迫することにより、出血や痛みが出たりします。ドレーンの屈曲は排液が少ないことで発見される場合が多いです。手術翌日のX線画像ですぐにわかります。

 ### ドレーンは先端の位置が術後ずれる場合がある

適切な位置でなければ、かえって腸の損傷などの危険が生じるので抜去するべきです。

 ### 経肛門ドレーンは閉塞したり、ドレーン周囲からの伝え漏れが多くなれば、抜去する

直腸がんで肛門近くの吻合をした場合に、吻合部の減圧目的で肛門からドレーンを腸管内に留置する場合があります。10%程度の縫合不全(p.69)を防ぎたい目的でよく留置されます。ドレーンを伝って便が肛門に排出され、吻合部に圧がかからないように、ということです。排ガス・排便があるまで留置する場合が多いです。看護師は経過をみるしかありませんが、曲がっていないかチェックしてください。患者さんにとっては、常に肛門に挿入されているのですから不快この上ないと思います。私もときどき留置しますが、術後数日で抜去するようにしています。

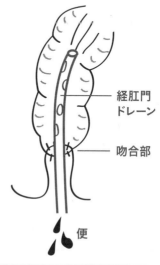

経肛門ドレーン

吻合部

便

その1 解剖のこと

その2 手術治療のこと

その3 術後のこと

その4 栄養のこと

その5 日々の診療のこと

その6 看護師のみなさんへ

ドレーン排液は
色・量・性状・においをみる

色 ドレーン排液の色の経過は、どの手術後もほぼ同じで、基本的にすべて淡血性または淡黄色です。それ以外は異常なことが多いです（例えば胃液や腸液が漏れると粘液を含むため、ドロッとした黄褐色になる。無色透明も異常なことが多い）。

正常な色の経過 術直後：淡血性 ▶ 術後 2 ～ 3 日：淡黄色 ▶ 術後 4 ～ 5 日：ドレーンを抜く

量 ドレーンがつながれる排液バッグ（数日ためられるように、500～2000mLくらいのものを使う）が、1日であふれるくらいは「多い」といえます。

性状 サラッとした液状です。

におい 無臭です。それ以外は異常です。

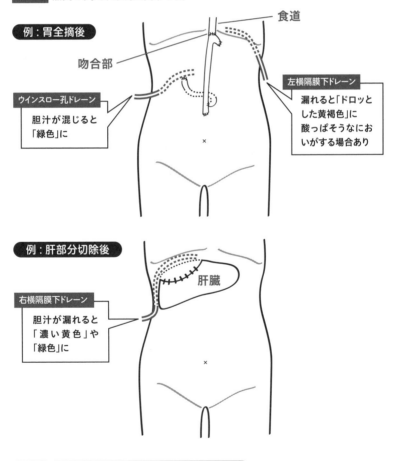

例：胃全摘後

食道

吻合部

左横隔膜下ドレーン
漏れると「ドロッとした黄褐色」に酸っぱそうなにおいがする場合あり

ウインスロー孔ドレーン
胆汁が混じると「緑色」に

例：肝部分切除後

肝臓

右横隔膜下ドレーン
胆汁が漏れると「濃い黄色」や「緑色」に

Link 腹腔 ▶ p.22　胃がん手術 ▶ p.34　縫合不全 ▶ p.69

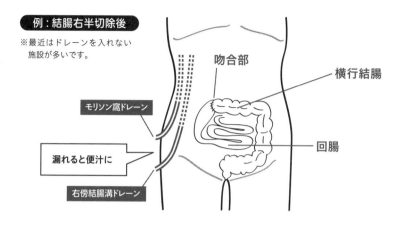

例：結腸右半切除後

※最近はドレーンを入れない
　施設が多いです。

吻合部

横行結腸

モリソン窩ドレーン

漏れると便汁に

右傍結腸溝ドレーン

回腸

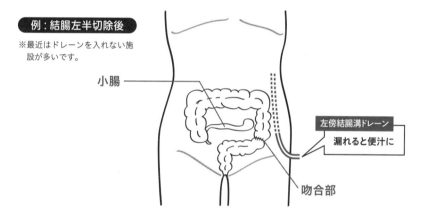

例：結腸左半切除後

※最近はドレーンを入れない施
　設が多いです。

小腸

左傍結腸溝ドレーン

漏れると便汁に

吻合部

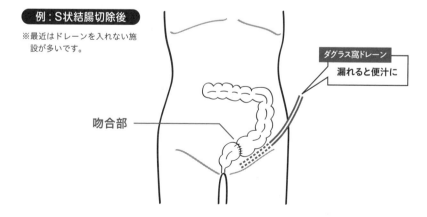

例：S状結腸切除後

※最近はドレーンを入れない施
　設が多いです。

ダグラス窩ドレーン

漏れると便汁に

吻合部

※排液の色は、めやすです。また、色の表現は施設や医師により
　異なる場合があります。

Link　大腸がん手術 ▶ p.36、38

その1　解剖のこと

その2　手術・治療のこと

その3　術後のこと

その4　栄養のこと

その5　日々の診療のこと

その6　看護師のみなさんへ

6 ストーマ造設

ストーマの良し悪しは
患者のQOLを左右する

大腸の手術後に造られる人工肛門（ストーマ）には、永久のものと一時的なものがあります。永久・一時的、どちらにしてもその良し悪しは患者さんのQOLを左右します。「排泄」の問題は患者さんにとってかなりデリケートなもので、人間の尊厳にもかかわることです。

●永久人工肛門（ストーマ）

多くは肛門近傍まで浸潤のある直腸がんで、肛門を含めて切除する術式の最終の過程で造られます。まれに、肛門は温存しているが患者さんの事情（肛門機能が悪い、など）で永久ストーマを造設する場合もあります。

●一時的人工肛門（ストーマ）

直腸低位前方切除術などで、吻合はしたものの縫合不全の予防のために空腸や横行結腸でループ状のストーマを造設し、吻合部に腸液を通さないようにする目的で造られます。

> **memo**
> **ハルトマン手術**
> 直腸穿孔や憩室穿孔などで腸管は切除したものの吻合するにはリスクがあるときに、吻合せずに一時的にS状結腸でストーマを造る術式です。

> **memo**
> **身体障害者認定**
> 永久ストーマ保有者は、身体障害者の認定が受けられます。術後スムーズに取得できるように、術前から申請しておくことが多く、通常のマイルズ手術の場合であれば、4級が取得できます。

Link 大腸がん手術 ▶ p.36

きれいで管理しやすいストーマを造ることは消化器外科医の義務

適切な場所に処置しやすいストーマを造ることは消化器外科医の使命です。そのために、われわれ医師と看護師は協調してストーマケアに対する連携を常にとっています。この医師・看護師の連携が日本のストーマケアの神髄であろうと思っています。

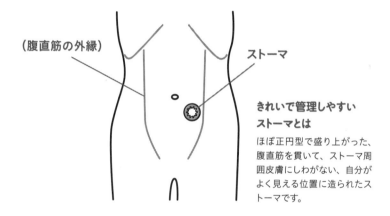

（腹直筋の外縁）

ストーマ

きれいで管理しやすいストーマとは

ほぼ正円型で盛り上がった、腹直筋を貫いて、ストーマ周囲皮膚にしわがない、自分がよく見える位置に造られたストーマです。

ストーマの断面

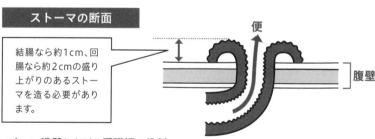

便

腹壁

結腸なら約1cm、回腸なら約2cmの盛り上がりのあるストーマを造る必要があります。

ストーマ造設における看護師の役割

- ここにストーマをつくってください、と位置決めをします。
- 患者に合った装具を選択します。
- ストーマ周囲の皮膚ケアの方法を患者に教えます。
- ストーマが壊死したり、落ち込んだりしたら再造設をするように医師に進言します。
- 外来で体形が変わったりした場合や入浴したりする場合の患者のストーマケアをサポートし、医師に助言を求めます。

その1 解剖のこと
その2 手術治療のこと
その3 術後のこと
その4 栄養のこと
その5 日々の診療のこと
その6 看護師のみなさんへ

「念のため」「予防のため」などの理由で 無用なストーマ造設が増えている

近年手術技術の進歩により、より低位で(肛門近くで)吻合が行われるようになりました。そのため、永久人工肛門(ストーマ)が減少し、吻合部の安静を保つため、一時的なストーマが増加しています。そのなかには「縫合不全の予防」のために予防的に回腸ストーマが造設されることが増えています。

予防的ストーマ

経肛門ドレーンと同じく、直腸がんで肛門近くの吻合をした場合に、吻合部の減圧目的で予防的に回腸や横行結腸でループ式のストーマを造設します。吻合部を便が通過しづらくなるため、吻合部の安静が得られるとされています。吻合が完成すればストーマは閉鎖されます。通常、造設や閉鎖の簡便さから、回腸が選ばれることが多いです。

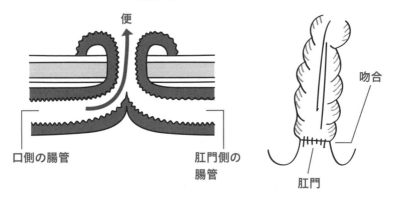

便

口側の腸管

肛門側の腸管

吻合

肛門

voice そのストーマ造設は本当に必要?

「予防的にストーマを造ると縫合不全が減る」というのは、肯定的な論文も否定的な論文もあります。縫合不全を起こしても、漏れる供給源(腸液)を減らしたり、緊急手術を避けることができるといった利点を強調する医師もいます。
縫合不全の確率はおおむね10%です。90%の患者さんは縫合不全を起こさないのです。縫合不全を起こしても、軽微なものは必ずしも回腸ストーマを必要としません。その人たちに無用のストーマ生活をさせたくないために、私はあまり予防的なストーマを造りません。頻繁に患者さんを診にいき、それでも縫合不全が起こり、万が一汎発性腹膜炎にでもなったら、そのときにストーマを造ればいいと思っています。多くは無用の回腸ストーマのために、身体的にも精神的にも悩まされている患者さんがいることに私は心を痛めています。

Link 縫合不全 ▶ p.69

なぜ低位の直腸吻合では
縫合不全が起こりやすいの?

よくわかっていませんが、低位になればなるほど口側の腸管が伸展され、また血管も伸ばされ、吻合部の血流が悪くなる可能性があります。また手縫いが難しく、器械吻合に頼らざるを得ず、修復がしづらいことも縫合不全につながっているのではないかと思います。

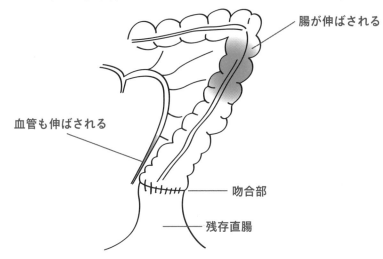

腸が伸ばされる

血管も伸ばされる

吻合部

残存直腸

なぜ回腸はストーマ造設や閉鎖がしやすいの?

回腸は、細く、固定しておらず、血流がいいので、一時的なストーマによく使われます。回腸以外には、横行結腸を使うことがあります。高齢者や将来的に永久ストーマを考えねばならない可能性がある患者さんには、横行結腸ストーマを勧める施設もあります。

一時的ストーマはどれぐらいで閉鎖されるの?

一時的ストーマの閉鎖は、通常3〜6か月後に行われます。3か月程度待ったほうが癒着が少なく、手術がしやすいからです。早く閉鎖したほうが患者さんのQOLにはいいのですが、仕方ありません。私は、ストーマケアに難渋している患者さんは3か月待たずにできるだけ早くストーマを閉鎖しています。

その1 解剖のこと

その2 手術治療のこと

その3 術後のこと

その4 栄養のこと

その5 日々の診療のこと

その6 看護師のみなさんへ

7 肛門疾患の治療

肛門疾患の治療は機能温存が第一

痔瘻は膿が肛門から出ているので、ほとんどすべて手術になります。

いぼ痔は軽い場合は注射で、四六時中脱出しているなどひどい場合は手術になります。

裂肛はいろいろな治療法がありますが、確実なのは、裂肛部を切除し皮膚を肛門粘膜のほうにずらして縫合する方法でしょう。

痔瘻の治療（一例）

痔瘻は一次口から二次口につながる瘻孔（瘻管）をきれいにしなければなりません。

アルカリ性の腐蝕剤などが入った糸を一次口から二次口に通し、結んでおくと、薬物が糸から滲み出し、瘻孔を殺菌し、きれいになります（シートン法といいます）。肛門を大きく切らずに治すことができます。

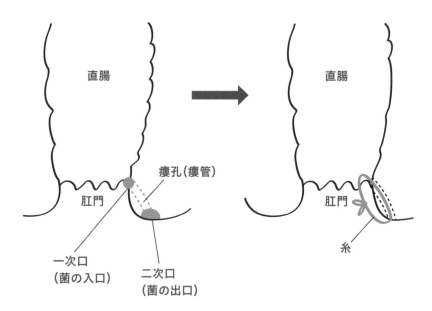

直腸

瘻孔（瘻管）

肛門

一次口
（菌の入口）

二次口
（菌の出口）

直腸

肛門

糸

いぼ痔（痔核）の治療（一例）

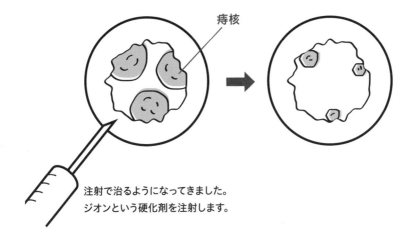

痔核

注射で治るようになってきました。
ジオンという硬化剤を注射します。

切れ痔（裂肛）の切除術（一例）

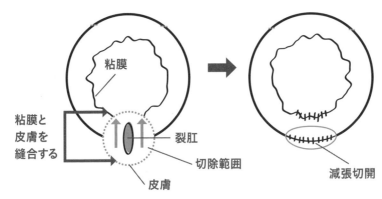

粘膜

粘膜と
皮膚を
縫合する

裂肛

切除範囲

皮膚

減張切開

裂肛を切除して、肛門の皮膚を吻合します。

その1 解剖のこと

その2 手術・治療のこと

その3 術後のこと

その4 栄養のこと

その5 日々の診療のこと

その6 看護師のみなさんへ

8 膵頭十二指腸切除術 (PD)

切除後多くの吻合を要する難度の高い手術
合併症を観察するには再建方法が
頭に入っていなければ理解できない

切除範囲 膵頭部の手術は、膵臓、十二指腸、胆管、胆嚢と多くの臓器を切除します。膵頭部は十二指腸、膵管開口部、胆管開口部が合流するところだからです。複数の臓器を切除するため、再建の種類も多くあります。

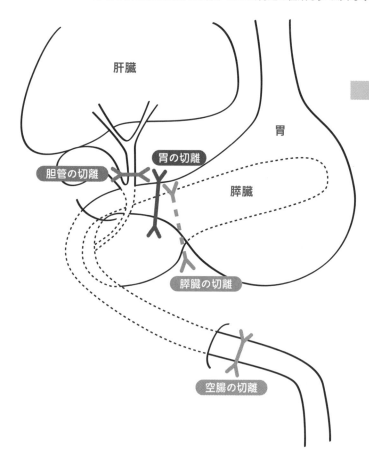

肝臓

胃

胃の切離

胆管の切離

膵臓

膵臓の切離

空腸の切離

Link 胃～十二指腸 ▶ p.9　胆管 ▶ p.17　膵臓 ▶ p.24

その1 解剖のこと

その2 手術のこと

その3 術後のこと

その4 栄養のこと

その5 日々の診療のこと

その6 看護師のみなさんへ

切除後の再建（一例）　　　　　　　　　　　　　　　　　はドレーン挿入部の例

❶❷❸の順に縫合不全を起こしやすくなります（❶が最も多い）

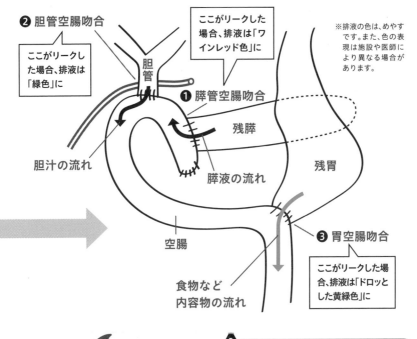

❷ 胆管空腸吻合

ここがリークした場合、排液は「緑色」に

ここがリークした場合、排液は「ワインレッド色」に

※排液の色は、めやすです。また、色の表現は施設や医師により異なる場合があります。

胆管

❶ 膵管空腸吻合

残膵

胆汁の流れ

膵液の流れ

残胃

空腸

❸ 胃空腸吻合

食物など内容物の流れ

ここがリークした場合、排液は「ドロッとした黄緑色」に

吻合がたくさん

⚠ 縫合不全を起こしやすいことに注意
特に膵液が漏れると大出血をきたすことがあるので注意してください。

十二指腸を切除するために残胃と空腸を、膵管と空腸を、胆管と空腸をそれぞれ吻合します。

膵管空腸吻合、胆管空腸吻合、残胃空腸吻合の順に吻合すると、合併症を起こしても侵襲は少ないといわれ、多くの施設で採用されています（Child変法といわれています）。

術後の合併症としては、膵管空腸縫合不全、胆管空腸縫合不全に注意するのはもちろんですが、残胃からなかなか食物が空腸に排出しない、胃内容排出遅延（delayed gastric emptying：DGE）が問題となっています。

Link　縫合不全 ▶ p.69

9 閉塞性黄疸の治療

がんや石で胆管が閉塞した場合、減黄処置（胆汁ドレナージ）が必要

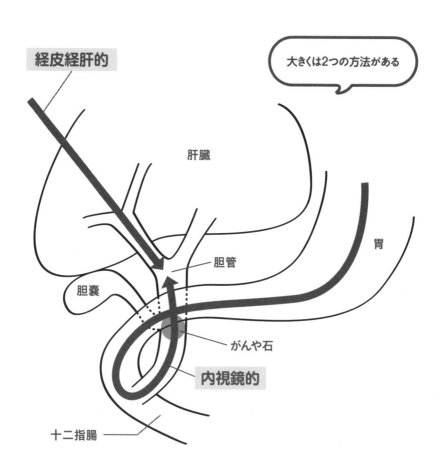

経皮経肝的

大きくは2つの方法がある

肝臓

胃

胆管

胆嚢

がんや石

内視鏡的

十二指腸

Link 胆管 ▶ p.17

その1 解剖のこと

その2 手術 治療 のこと

その3 術後のこと

その4 栄養のこと

その5 日々の 診療のこと

その6 看護師の みなさんへ

閉塞性黄疸患者に対しては、内視鏡的に 減黄することを第一に考える 同時に治療(ERBD、ENBD)も行うことができる

経内視鏡的には、ファーター乳頭から胆管の閉塞部の肝臓側までチューブを留置するENBDとERBDがあります。

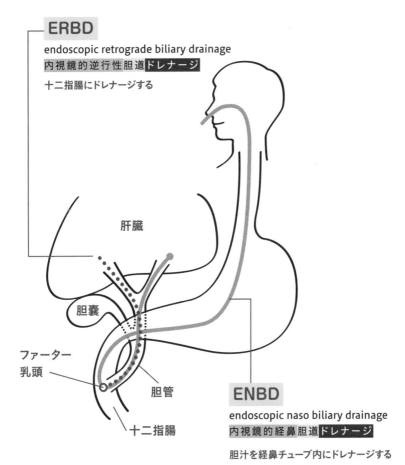

ERBD

endoscopic retrograde biliary drainage
内視鏡的逆行性胆道ドレナージ

十二指腸にドレナージする

肝臓

胆嚢

ファーター
乳頭

胆管

十二指腸

ENBD

endoscopic naso biliary drainage
内視鏡的経鼻胆道ドレナージ

胆汁を経鼻チューブ内にドレナージする

Link 胆管▶ p.17

ENBDにするか、ERBDにするかはどう判断するの?

患者さんの全身状態や意識状態、病気の状況などをみて判断します。ERBDは、経鼻ドレナージチューブがないので患者さんは楽です。ENBDは、胆汁を調べたり(細胞診など)繰り返し造影検査をしたりできる利点があります。

 なぜ真っ先に石を採らずに ERBDでドレナージをするの?

閉塞性黄疸で胆管炎がひどいときは、敗血症の状況が考えられるからです。まずERBDチューブを入れて胆汁をドレナージし、胆管炎を軽度な状況にもっていきます。その後、石を採りにいきます。

また、胆管炎がひどいときは、胆管内圧も高い可能性があり、造影剤の注入も最少にする必要があります。石を採る際も鉗子の出し入れで胆管内圧が上がってしまうため、注意が必要です。内圧が上がると、すぐに胆管内の細菌が静脈内に入り込み、敗血症となってしまいます。

 胃の切除術後は、 なぜERBDの実施が難しいの?

ビルロートⅠ法では内視鏡がファーター乳頭に到達するのは容易ですが、ビルロートⅡ法、ルーワイ法では難しい場合が多いからです。

ERCP(p.59)は、胃切除後も実施できます。しかし、難しいケースが多いです。

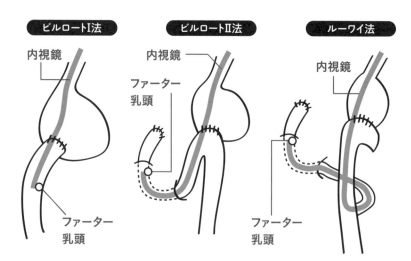

Link 胃がん手術▶ p.30〜35

ERCPは内視鏡で検査から
治療まで行える方法

ERCPは十二指腸に電子スコープを挿入し、造影チューブを胆管や膵管に挿入して造影する検査です。閉塞性黄疸時には非常に有用で、完全な胆管閉塞でない限り、診断と治療まで行えます。がんであれば手術が必要となりますが、胆管結石であれば造影後治療まで進むことも可能です。

ERCP endoscopic retrograge cholangiopancreatography
内視鏡的逆行性胆道膵管造影

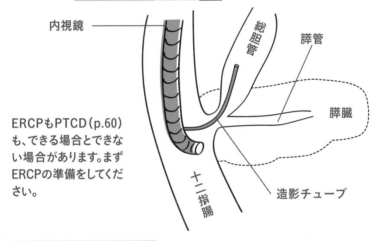

ERCPもPTCD（p.60）も、できる場合とできない場合があります。まずERCPの準備をしてください。

胆管結石を採石する場合

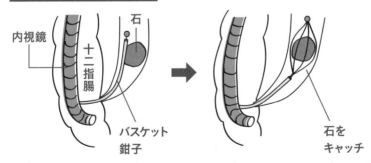

総胆管いっぱいに大きな石があっても、どこかに隙間があるものです。そこからバスケット鉗子をすべりこませて拡げて、石をキャッチします。石が大きいときは、ワイヤーで砕くこともできます。

Link 胆管▶ p.17

その1 解剖のこと
その2 手術・治療のこと
その3 術後のこと
その4 栄養のこと
その5 日々の診療のこと
その6 看護師のみなさんへ

減黄が内視鏡では難しい場合は
PTCDやPTGBDで
経皮経肝的にアプローチする

胆管が完全に閉塞していたり、胃切除後でファーター乳頭へのアプローチが
困難な場合には内視鏡的に胆汁をドレナージできません。PTCDやPTGBD
で経皮的に肝臓を経由して胆管や胆嚢を穿刺して胆汁をドレナージします。

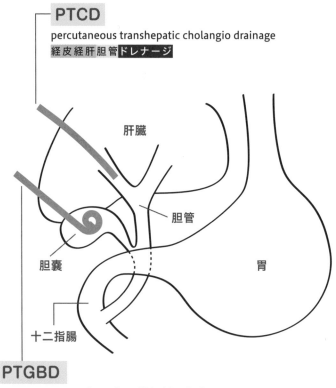

PTCD
percutaneous transhepatic cholangio drainage
経皮経肝胆管ドレナージ

肝臓

胆管

胆嚢

胃

十二指腸

PTGBD
percutaneous transhepatic gallbladder drainage
経皮経肝胆嚢ドレナージ

Link 胆管 ▶ p.17

PTCDでは胆管穿刺時にどのように胆管の位置を確認するの？

皮膚直下の肝臓に超音波プローブをあてて、肝臓内の拡張した胆管を狙って穿刺針で穿刺し、ガイドワイヤーを挿入し、チューブを閉塞部手前に留置します。何（がんや胆管結石など）による閉塞かを評価し、後日の治療に生かします。

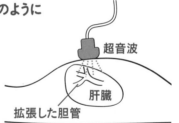

⚠ PTCD後はできるだけ安静に

挿入したカテーテルが肝臓から抜けて、腹腔内に逸脱する可能性があるからです。

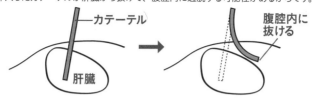

 ## PTCDはなぜ経肝（肝臓を通す）なの？

肝臓を通すことで、胆汁の漏れが肝実質（肝細胞や胆管などの肝臓の構造物を指す）で防ぐことができるからです。直接胆管を穿刺すると穿刺部から胆汁が腹腔内に漏れて、腹膜炎になります。

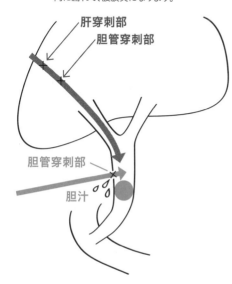

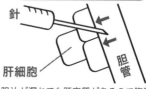

胆汁が漏れても肝実質があるので腹腔内に漏れない。

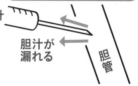

肝臓を通さず直接胆管を穿刺すると、胆汁が腹腔内に漏れ、瘻孔ができない。

その1 解剖のこと
その2 手術のこと 治療
その3 術後のこと
その4 栄養のこと
その5 日々の診療のこと
その6 看護師のみなさんへ

10 腸閉塞の治療

手術後の腸閉塞は 癒着によるものがほとんど

腸閉塞は文字どおり、腸が閉塞する状態で、さまざまな原因があります。

●手術歴がない場合

成人であれば、ほとんどが腫瘍による閉塞だとされています。こういう場合には「何かある」と考えてしつこく調べる必要があります。

●手術歴がある場合

手術後の腸閉塞は、ほとんどが癒着によるものです。癒着は多かれ少なかれ、誰にでも起こります。癒着していても腸液は流れているのです。

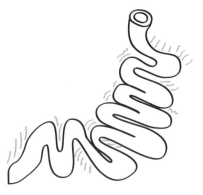

癒着による腸閉塞は手術せずに軽快することが多いですが、右の図のように腸液が流れにくいループを形成していたりすると、手術が必要になる場合があります。強い痛みを伴ったり、腹膜炎の所見がある場合には、手術のタイミングを逃さないことが重要です。

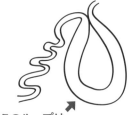

このループは
流れにくい

Link 腸閉塞▶p.73

イレウス管は挿入に技術が必要だけれど、腸閉塞に効果的な治療手段

腸閉塞の治療では、閉塞しているのが小腸である場合が多く、胃や十二指腸であることはまれなので、イレウス管留置による減圧が効果的です。経鼻でイレウス管を閉塞部まで挿入するのですが、イレウス管を挿入するには盲目的には難しく、X線透視、内視鏡が必要です。

イレウス管挿入のコツ

経鼻内視鏡を十二指腸まで挿入

↓

内視鏡の側孔からガイドワイヤーを挿入

↓

内視鏡を抜去後、ガイドワイヤーにイレウス管をかぶせて挿入

※ガイドワイヤーが入らないタイプのイレウス管の場合

イレウス管に糸を結んでおく

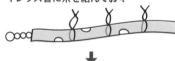

↓

糸を結んだイレウス管を胃まで挿入

↓

内視鏡下にイレウス管に結んだ糸をつかみ、十二指腸に送り込んでいく

イレウス管管理のコツ

鼻付近で固定しない、または固定しても大きくループをつくっておくことがイレウス管を管理してうまく進めるコツです。腸液を吸引しながら先端は肛門側へ進んでいきます。

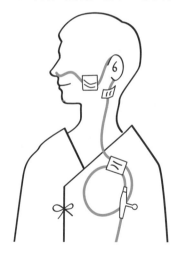

 イレウス管を留置して腸管の減圧をしても、5～7日くらい待っても腸閉塞が解除しない場合には手術を勧めています。イレウス管は硬く太いため、患者さんの忍耐も限界となってしまいます。

その1 解剖のこと
その2 手術・治療のこと
その3 術後のこと
その4 栄養のこと
その5 日々の診療のこと
その6 看護師のみなさんへ

イレウス管が入っているときは絶飲食?

絶食ですが、絶飲ではありません。

食事はイレウス管が詰まるので許可できませんが、水分(ジュースなど)、アメやガムは、私は許可しています。これらは飲み込んでもイレウス管から回収されるので安全です。患者さんはイレウス管で咽頭部が荒れており、何かでのどを潤したがるので大変喜びます。

 ## 腸閉塞で経鼻胃管を選択するのはどんなとき?

イレウス管を入れる処置ができるようになるまでの間は経鼻胃管で胃の内容物を吸引しておくことが必要だと思います。それだけで嘔吐の症状が軽快する場合も多いからです。腸閉塞の場合の経鼻胃管は、イレウス管を入れる前の準備と考えておけばよいでしょう。

---

memo

腸閉塞の際はイレウス管だけでなくPICCも留置

腸閉塞の場合、通常X線透視下にイレウス管を留置します。その際に医師や特定行為研修を終えた看護師にPICC(末梢挿入式中心静脈カテーテル)を入れてもらいます。何度も透視台を確保するのは手間であり、患者さんの負担にもなるからです。透視台を使うのであれば、イレウス管とPICCを入れてきてもらってください、ということです。

イレウス管を挿入しても、すぐにイレウスは解除しません。手術になる場合もあります。手術になってもならなくても、十分に食事ができるようになるにはイレウス管が入ってから少なくとも10日から2週間かかります。その間の栄養状態の維持にPICCから栄養素を投与します。

 Link PICC ▶ p.90

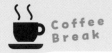

その1 解剖のこと
その2 手術のこと 治療のこと
その3 術後のこと
その4 栄養のこと
その5 日々の診療のこと
その6 看護師のみなさんへ

手術の第一歩は臍垢除去
術前に取っておいてもらえると助かります

へそあか

　近年腹腔鏡手術が全盛期です。小さな手術創からカメラを挿入し、また小さな創から挿入した手術器具で臓器を剝離、受動し、血管も止めて病変部を切除します。患者さんにとっては大変有益な手術です。そのため、あっという間に日本全国に広がりました。

　腹腔鏡手術の第一歩が「臍を小切開してカメラを入れる」ことです。この操作がなければ手術は始まりません。ところが、しばしば臍垢が除去されていない症例が存在します。長時間にわたる手術の第一歩が「臍垢除去」となり、術者の気分が滅入るときも多いものです。臍を切開して腹腔内に器具を挿入するので、感染にも気を付けなければいけません。

　長年手術を行っていて、何とか術前から臍垢の処置ができないかと考えていました。「臍垢」がなければ、どんなに手術に気持ちよく入れるか、「臍垢」がなければ、もっと感染も減るに違いない。「臍垢」がないことによる、術者のメリットが即患者さんのメリットに結びつくものと考えられます。

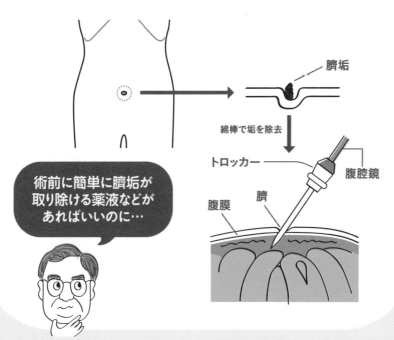

臍垢

綿棒で垢を除去

トロッカー

腹腔鏡

腹膜　臍

術前に簡単に臍垢が
取り除ける薬液などが
あればいいのに…

術後のこと

　外科医は概して臆病で、気が小さいものです。術中に確認していても、何か忘れていないだろうか、まさか大事な血管や尿管を切っていないだろうかと心配になります。私もたくさん手術をしましたが、完璧に終えた手術は片手で数えられるくらいしかありません。いつも退院するまで心配です。特に食事が再開され、排便するまでは、神経質になります。

　術後、患者さんのところには頻繁に足を運びます。心配だからです。手術したら終わりで、病室にはいっさい足を運ばない外科医もいるようですが、私には考えられません。術後の管理も、外科医の大事な仕事です。

術後、消化器外科医は、
こんなことを気にしています

大腸がん手術の場合

術直後（手術室で）

目が覚めるかどうか確認します

- 術中に脳出血や脳梗塞になる人もいます。
- 手術の最後で心不全になった患者さんがいました。
  目は覚めませんでした。

術直後（病室に戻ったとき）

一番にドレーンを見に行きます

- 出血していないか、便が漏れていないか
- 手術の最後に確認していますが、術後すぐに出血したり、
  縫合不全がわかる場合があります。

術後（数日〜退院まで）

頻回に訪室して合併症がないか確認します

- 便がドレーンから出ていないか？ ➡ 縫合不全が心配
- 尿がドレーンから出ていないか？ ➡ 尿管損傷が心配
- 嘔吐していないか？ ➡ 腸閉塞が心配

外科医は豪快に見えても、
心は繊細なのです。

術後合併症の多くは、この4タイプ

❶ 縫合不全

術後5〜7日目に起こりやすい。

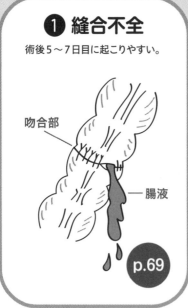

吻合部

腸液

p.69

❷ 腹腔内膿瘍

術後7〜10日目に
起こりやすい。

最も
起こりやすい

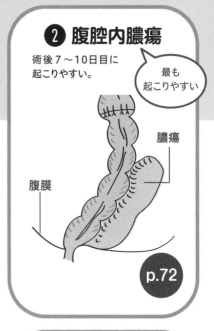

膿瘍

腹膜

p.72

❸ 腹腔内出血

最も
緊急性が
高い

術直後〜翌日に起こりやすい。
※ただし、膵液が漏れたときは、術後3
〜7日目に起こりやすい。

血管

吻合部

出血

p.73

❹ 吻合部出血

術直後〜翌日に起こりやすい。

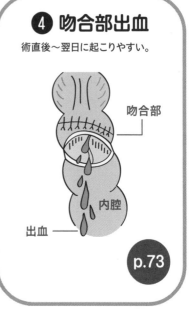

吻合部

内腔

出血

p.73

発生頻度は手術によって差がありますが、縫合不全：5〜10％、腹腔内膿瘍：5〜10％、腹腔内
出血：2％、吻合部出血：2％、くらいです（※私の長年の感覚として）。

目の私が、
めてきた

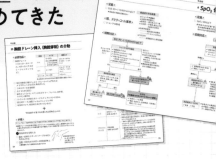

こだわりポイント ❷

長年の看護師経験をもとに、
ちょっとした**コツ**や**工夫**、
注意点をたくさん書いています

こだわりポイント ❹

医師からのアドバイスや
医師の視点も、
たくさん入っています

1 ▶ 褥瘡・栄養
2 ▶ 入院中の**トラブル**
3 ▶ その他

こんな人に使ってほしい

- ☐ 看護技術に自信がない
- ☐ 処置の介助に自信がない
- ☐ トラブル時の対応に自信がない

より深く、しっかり勉強したい人へ
あわせて読めば 確かな自信に！

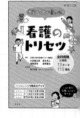

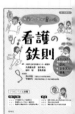

❶ 縫合不全

リークする
漏れる

縫合不全は外科医にとって、ベテランになっても最も気になる合併症です。縫合不全は吻合部の血流障害、緊張、栄養障害などによって起こります。発生すると縫合不全部から腸液などの汚染された液が漏れ出てきます。それは腹腔内膿瘍や腹膜炎の原因となります。膿汁が局所にとどまっていれば限局性腹膜炎です。腹部の局所の痛みでとどまっているということです。ひどくなって腹部全体に広がると汎発性腹膜炎となり、手術が必要となります。患者さんには肉体的につらい日々が続きますが、主治医にとっては精神的につらい日々が続きます。

縫合不全を起こすと外科医は落ち込みます。患者さんとの信頼関係だけでなく、部下の信頼も落ち込むように術者は感じます。縫合不全を少しでも減らすべく、外科医は日夜縫合手技を修練し、糸結びを練習するのです。「縫合不全を患者のせいにする」外科医がいます。こういう外科医は何年たっても縫合不全を起こす率は減りませんので、看護師は注意して観察しておいてください。

Point

縫合手技が原因で起こる場合もありますが、血流障害や栄養障害など患者さんの因子も多く関与します。

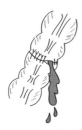

縫合不全の原因

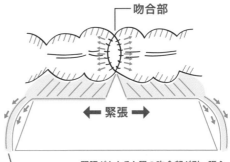

●血流が悪くなる
●吻合部に緊張がかかる
●内圧が上がる
●組織が弱い（栄養障害など）

以上が理由として考えられていますが、明らかではありません。

吻合部

← 緊張 →

血管が
細くなる

緊張がかかると腸の吻合部が引っ張られるだけでなく、血管も引っ張られて細くなり、血流が悪くなります。

その1 解剖のこと

その2 手術 治療 のこと

その3 術後のこと

その4 栄養のこと

その5 日々の 診療 のこと

その6 看護師の みなさんへ

Link 吻合・縫合 ▶p.40

看護で重要！

縫合不全が起こりやすい手術・吻合

- 胃がん手術後の 食道空腸吻合
- 膵頭十二指腸切除術（PD）後の 膵空腸吻合、胆管空腸吻合
- 直腸がん低位前方切除後の 結腸直腸吻合
- 食道がん手術後の 食道胃（管）吻合

それ以外の吻合は、ほとんど縫合不全はありません。

？ どんなときに内圧が上がるの？

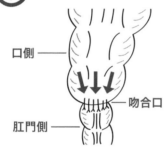

口側

吻合口

肛門側

- 腸内容物が多い（術前処置不良）
- 例えば、「マグコロールを飲んでいますが、排便はあまりありません」という情報を術者に伝えてください。術中に排除する場合もあります。
- 吻合口が小さい
  （吻合手技のミス？ 器械の選択ミス？）

？ 栄養障害があると、なぜ組織が弱くなるの？

タンパク質、アミノ酸不足により、コラーゲンなど組織構築に必要なものを形成しづらくなるためです。

？ メジャーリーク、マイナーリークの違いは？

明確な定義はないようです。一般的には、縫合不全部の穴が大きければ major leak、穴が小さければ minor leak と考えられます。身体に及ぼす影響も、major、minor になります。

Link 食道がん手術 ▶p.28 胃がん手術 ▶p.32 直腸切除術 ▶p.38 膵頭十二指腸切除術（PD）▶p.54

その1 解剖のこと

その2 手術 治療のこと

その3 術後のこと

その4 栄養のこと

その5 日々の 診療のこと

その6 看護師の みなさんへ

? 縫合不全になった場合、
手術になる人と保存的にみる人は、何が違うの？

縫合不全を起こしたときの局所の状況と患者さんの状況によって異なります。

縫合不全

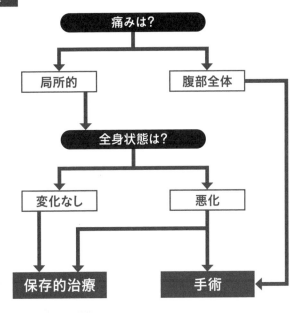

大事なことは、全身状態と局所の状態を観察することです。

● 漏れた腸液がドレナージされているか
● 痛みは局所にとどまっているか？　腹部全体に拡がっているか？
● 血圧低下など全身状態に変化はないか？

 においでわかる異常もある

ドレーン排液のにおいをかぐことも大事です。大腸がんの術後の縫合不全
時には排液には便臭がします。胃空腸吻合の縫合不全時には「酸っぱそ
うな」においがします。内科的な疾患では肝硬変患者のケトン臭があるよ
うです。

Link ドレーン排液 ▶ p.46

❷ 腹腔内膿瘍

　腹腔内膿瘍は、腹腔内の炎症によって起こります。胆嚢炎、穿孔性腹膜炎、クローン病などの病気に伴って起こります。また手術後に腹腔内に膿瘍を形成する場合もあります。縫合不全に伴って起こったり、縫合糸が原因になったりドレーンからの逆行性感染で膿瘍になったりします。膿は腹腔内のあらゆる場所にたまります。

　膿汁が腹腔内のいろいろな部位に拡がってしまうと、痛みは全腹部に拡がり、高熱が出たり、血中に細菌が侵入してしまいます。敗血症の状態となり、血圧低下や意識状態が低下していく状況にもつながっていきます。

　漏れ出た膿汁は体外に排出する必要があります。手術中に留置したドレーンが有効にはたらけば、腹膜炎は拡がらないので手術をする必要がありません。しかし、ドレーンが留置されていなかったり、効いていなかった場合はドレナージを図る必要があります。CTなどで確認し、ドレーンを手術や経皮的に穿刺して留置するのです。経皮的にドレナージしやすい部位は、両側横隔膜下、モリソン窩、ダグラス窩、両側側腹部です。

　汎発性腹膜炎になっていたら緊急に手術が必要となり、また全身管理も必要となります。

> **memo**
>
> **汎発性腹膜炎**
>
> 腹膜炎は、最初は局所にとどまっているのですが、放っておくと腹部全体に拡がって、汎発性腹膜炎となります。

腹腔内は清潔手術できるの？

手術で腸管の内腔がむき出しにならなくても、腸管を切離したら断端ができます。断端には粘膜がありますので細菌が存在します。いくらきれいに手術したとしても避けられません。清潔にはできないのです。

また、腸を握ったり圧をかけると、腸内の細菌や菌体成分が腸管壁に侵入し、血中に侵入するともいわれています。

したがって、腹部手術をする場合は数日間予防的抗生剤の投与が必要とされます。腹腔内の汚染がなくても感染が起こります。

Link　腹腔▶p.22　ドレーン▶p.44

❸ 腹腔内出血

　腹腔内出血は圧倒的に手術や外傷に伴うものが多いです。閉腹時には止血されていても血餅がはがれたり、糸やクリップがゆるんだり、膵液で溶かされたりして出血する場合があります。再開腹したり、血管造影でコイルで止血したりします。

　手術などに原因のない腹腔内出血は、動脈瘤の破裂や肝臓がんなどの腹部の腫瘍の破裂によることが多いです。

❹ 吻合部出血

　胃と腸、腸と腸を吻合すると、吻合部には血が通うので、糸の縛り方や適切な器械を選択することで吻合部の止血ができます。

　吻合部の止血が不十分であるかは、外側（漿膜面）を見てもわかりません。内腔にも出血するのです。大量の下血などでわかる場合があります。

❺ 腸閉塞

> 術後の腸管麻痺を含めると
> （区別がつきにくいので）
> 術直後〜術後10日くらい
> 発生頻度は約5％

　腸閉塞は圧倒的に手術に伴って発生することが多いものです。手術後すぐに起こる「腸閉塞様」の嘔吐、排便・排ガス停止は術後の腸管麻痺によって起こるので、区別したほうがいいと思います。

　手術後の腸閉塞の多くは癒着によって起こります。腸管どうしの癒着、腸管と腹壁との癒着などさまざまです。開腹創に腸管が癒着することが多いので、手術終了時に癒着防止シートを創部直下に置いて閉腹するようにしています。腹腔鏡手術で術後腸閉塞が少ないのは、開腹創が小さいことや腸管を手で触る時間が短いことによるのでしょう。

　開腹歴のない腸閉塞の場合、成人であれば腫瘍性の病変がないかを調べる必要があります。小児では腸重積などが多いです。

Point
腹腔内膿瘍は「出血させない」、腹腔内出血は「閉腹時に止血を完璧にする」、吻合部出血は「最後の1針や最後のステイプルの前に内腔から止血を確認する」、腸閉塞は「癒着防止シートを貼る」ことで、ある程度予防できます。

Link 腸閉塞の治療 ▶ p.62

その1 解剖のこと
その2 手術・治療のこと
その3 術後のこと
その4 栄養のこと
その5 日々の診療のこと
その6 看護師のみなさんへ

❻ 胃・横行結腸瘻

> 術後すぐに発生しますが、発見されるのは1回目のカテーテル交換時（3か月後〜半年後）　発生頻度は0.1%くらい

PEG（percutaneous endoscopic gastrostomy：経皮内視鏡的胃瘻造設術）の合併症の1つで、他の臓器（大腸や肝臓など）を挟み込んで造ってしまう他臓器穿刺です。胃・横行結腸瘻はカテーテルを抜去すればほとんど自然に閉じますが、手術で閉鎖し、新しい胃瘻を造設する場合もあります。

Point

瘻孔が完成されているので、腹膜炎を起こすことが少なく、あわてず落ち着いた対応が必要です。まず、こういう病態だと認識することが重要です。

PEGカテーテル交換時に横行結腸瘻が判明

❶ **PEG施行時**　PEGカテーテル

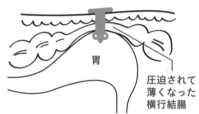

圧迫されて薄くなった横行結腸

❶ PEG施行時、横行結腸を串刺しにして施行されたことが、その時点ではわからない。

❷ **PEG完成後**

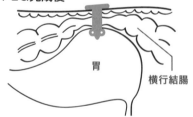

胃

横行結腸

❷ この状態で栄養剤の注入も排便もできている。便はカテーテルのまわりを通って肛門に進む。

❸ **PEGカテーテル交換後**

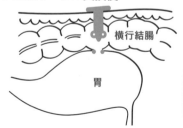

横行結腸

胃

❸ カテーテル交換の際に、最も腹壁に近い横行結腸にカテーテルが留置される。交換後の確認が不十分だと、栄養剤がすぐ肛門から排出されることで発見される。

- ●「高度の下痢」で発見されることが多い
- ●横行結腸の後壁と胃壁は瘻孔ができているので、穿孔性腹膜炎を呈さないことが多い

Link　PEG▶p.89

❼ 膵液瘻

術後3〜5日くらい
発生頻度は約3％

　膵液瘻は胃がん手術後に起こりやすい合併症の1つです。胃がんのリンパ節郭清時に、膵臓の前面から上縁あたりを剥離したり、電気メスで止血したりします。そのため、膵実質が損傷し、膵液が漏れ出てくると考えられます。

Point
膵液瘻は、「その存在が血管を溶かす」という認識をもって、「出血が始まらないか」とドレーンの排液を観察することが大事です。ワインレッド色が鮮血に変わります。

膵液瘻のイメージ

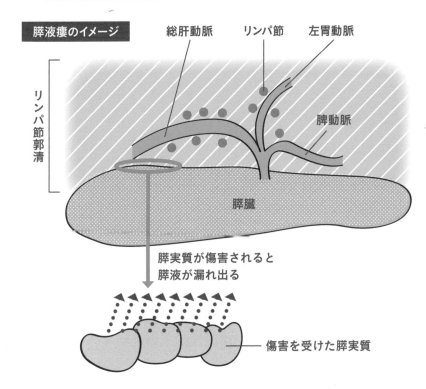

総肝動脈　リンパ節　左胃動脈

リンパ節郭清

脾動脈

膵臓

膵実質が傷害されると膵液が漏れ出る

傷害を受けた膵実質

❓ 膵液瘻の排液がワインレッド色から灰色に変化するのはなぜ？

膵液自体は無色透明ですが、血液成分と混じるとワインレッド色になります。また、脂肪は分解されて石けんのようになります。これを「鹸化（けんか）」といいます。この白濁した色が灰色になると考えられています。

Link　膵臓▶p.24　胃がん手術▶p.32

その1 解剖のこと
その2 手術治療のこと
その3 術後のこと
その4 栄養のこと
その5 日々の診療のこと
その6 看護師のみなさんへ

⑧ ストーマ出口イレウス

> 術直後〜4週間くらい
> 発生頻度は（大腸全摘
> 後の場合）約5％

　潰瘍性大腸炎などで大腸を全摘し、回腸肛門（管）吻合した後に、一時的に回腸ループストーマを造設する場合に発生しやすいといわれています。ストーマから腸液が出てこない状態です。

　口側のストーマ口にネラトンカテーテルやバルーンカテーテルを留置しておくと発生しくにともいわれています。

Point
潰瘍性大腸炎では、大腸が全摘されているので小腸の腹腔内での自由度が増し、腸液がうまく出口に出てこなくなります。看護師もこの病態を認識しておくことが重要です。

ストーマ出口イレウスのイメージ

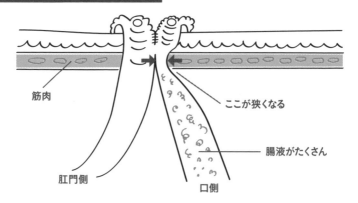

筋肉

ここが狭くなる

腸液がたくさん

肛門側

口側

- ●ストーマが腹壁を斜めに貫いて造設されている
- ●ストーマ孔が小さい
- ●大腸が切除されているので小腸の自由度が大きくなり、ループストーマが腹壁を貫く手前の腹腔内でねじれている

など、さまざまな原因が考えられます。

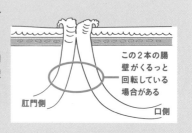

この2本の腸壁がくるっと回転している場合がある

肛門側

口側

Link ストーマ造設 ▶ p.48

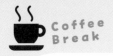

消化器外科医のある1日

　朝は愛犬の「散歩行こうよ」の声に起こされ、早朝から出勤します。自家用車通勤は禁止されているので、電車で約1時間です。すぐに病棟で患者さんの観察、看護師へ指示をして医局へ戻ります。

　メールや1日の予定などを確認してから、8時45分に手術室へ。手術が終わったら患者家族に話をし、昼食をかき込んで、すぐまた午後の手術をします。また患者家族と話します。

　多くの日は17時から会議があり、終わったらもう一度病棟ラウンドします。医局へ戻って明日の予定を確認し、学会の準備、講演の準備、論文の執筆などをして、また電車にゆられて帰宅します。風呂に入って夕食を食べ、ニュースを見た後、すぐに寝ます。

　このような外科医生活を、約40年続けていました。

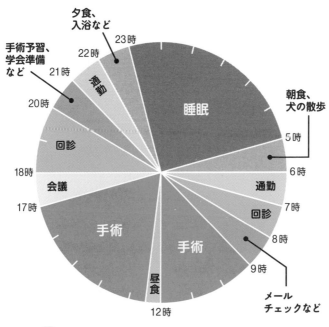

朝早くから夜までハードなスケジュールです。
研修医時代からずーっとこのような毎日だった
ので、これが普通だと思っていました。

その1 解剖のこと

その2 手術・治療のこと

その3 術後のこと

その4 栄養のこと

その5 日々の診療のこと

その6 看護師のみなさんへ

その4

栄養のこと

　栄養の重要性を知り勉強しはじめたのは、研修医時代に教えてもらった指導医のおかげです。「術前に食べていたときと同じように、栄養を過不足なく点滴しないとだめだぞ」と指導されました。胃や腸の手術をしたら、数日は吻合部の安静のため、胃腸のはたらきが悪くなり、患者さんは食べられません。そのぶん点滴で栄養を補給しないと吻合部が完成しませんし、胃腸の機能も回復しません。患者さんの体力がもたなくなります。栄養状態が悪ければ、手術の合併症も増えます。

　栄養を勉強すれば、何人もの患者さんを救うことができます。栄養を併用すれば、手術した患者さんの全身状態がよくなります。医師は、栄養をもっと勉強すべきです。看護師のみなさんも、もっと栄養の知識をもってください。

栄養の重要性をもっと知ってほしい

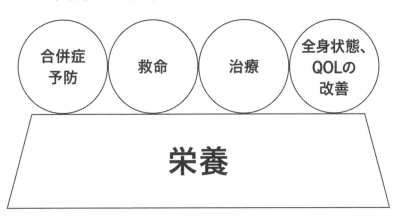

1 「栄養は万病に効く」 すべての治療の土台

「万病を治す薬はない。しかし、栄養は例外なく万病に効く」。消化器外科医の故小越章平先生（高知医科大学名誉教授、初代日本静脈経腸栄養学会理事長）の言葉です。

手術や抗がん剤治療などの急性期治療は、栄養状態がよくなければ成功しません。在宅治療やリハビリテーションなどの慢性期治療も、栄養療法をベースにしなければうまくいきません。

肺炎などの疾病の予防も、サルコペニア、フレイルにならないように、普段のいい栄養状態を保つことが重要だといえます。

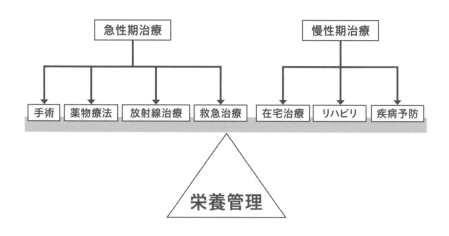

私が大阪市立十三市民病院の病院長として、新型コロナウィルス感染症の対応をしていたとき、病院食にONS（経口補助食品）などを出していました。当初は治療薬もなく、栄養剤しか頼るものがありませんでしたからね。摂取したタンパクやアミノ酸は、抗体などの原料となります。

2 NST（栄養サポートチーム）の中心は医師であるべき

栄養は非常に重要なのですが、医師や看護師にとって地味に感じるのか、知らなくても誰かがやってくれる、栄養は栄養士が考えるものと思っている人も多いようです。栄養以外に覚えなくてはいけないことがたくさんあるのでしょう。外科医は多くの手術手技を覚えなくてはいけないし、遺伝子のことも考えなければなりません。

しかし、食事や点滴をオーダーするのは医師です。入院患者さんすべてに合った食事を処方したり、食べられなかったら点滴を処方しなければいけません。栄養は、すべての治療を行ううえで根幹となるものです。

NST（栄養サポートチーム）は
このような図で表現されること
が多いですが…

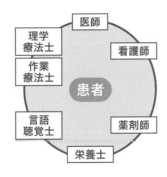

このようなサークル状では、誰が主体になっているかわかりません。「みんなで診る」＝「誰も真剣にならない」はよくあることです。

私のイメージはこんな図

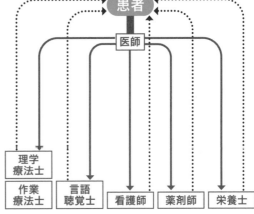

医師は患者さんのことを一番に知っておくべきです。その医師が看護師や薬剤師に指示を出し、それを各職種が患者さんに返します。

NSTは医師があくまでも中心になって、チームがまとまるべきです。今は医師がほとんど栄養の仕事はできていないと思います。

その1 解剖のこと
その2 手術治療のこと
その3 術後のこと
その4 栄養のこと
その5 日々の診療のこと
その6 看護師のみなさんへ

3 目の前の患者さんに投与する エネルギー量はどれくらい?

　最近の医師や看護師は目の前の患者さんに投与している栄養剤のエネルギー量がどれぐらいなのか、理解できている人が少ないように思います。この点滴製剤にはNaがどれくらい入っているのか?　Kはどれくらい入っているのか?　何カロリー入っているのか?　把握せぬまま投与しています。

　私が研修医のころは、上司から必ず計算してカルテに記載しなさい、と指導されました。現在は忙しくてそういう指導はしていないのか、上司が知らないのか、医師や看護師はカロリー計算ができません。患者さんに対して無責任ではないでしょうか?

私の計算の考え方

> 投与エネルギー量は25〜30kcal/kgで計算します。

> 投与水分量は30mL/kgで計算します。

> 極端にやせた人では、やせたままの体重を使います。
> over feeding(過栄養)にならないためです。
> これをスタートに、少しずつ増量します。

> 極端に太った人では、BMI=22から求めた理想体重を用いています。

この計算で、これまで臨床上困ったことありません。

たとえば

Aさん　160cm　45kg(BMI:17.6)
エネルギー量:(25, 30)kcal×45=(1125, 1350)kcal
水分量:30mL×45=1350mL

Bさん　170cm　90kg(BMI:31.1)
　　　　　BMI:22だと64kg
エネルギー量:(25, 30)kcal×64=(1600, 1920)kcal
水分量:30mL×64=1920mL

という投与量となります。

4 なぜ、術後は3号輸液ばかり使う?

クリニカルパスなどでは、術後の輸液製剤に3号輸液のみ、1日何本というように頻用されています。3号輸液は維持輸液で間違いではないのですが、DPC(診断群分類)で安価なものを使っていると考えられます。

短期間で患者さんの予備力があれば耐えられますが、長期になりそうなときは患者さんに合った輸液製剤を選択しなければならないのは明らかです。経静脈輸液についても勉強をしておく必要があります。

輸液製剤の使い分け(手術例を中心に)

1. 手術前

- 栄養状態が悪いときは栄養輸液をします。高カロリー輸液です。短期間であればPPNです。
- 栄養状態がいいときは、輸液は通常行いません。

輸液製剤の選択例

TPN(フルカリックなどの高カロリー輸液製剤)または
PPN(3号輸液+アミノ酸液+脂肪乳剤)

2. 手術中

- 細胞外液補充を中心とした輸液です。

輸液製剤の選択例

細胞外液(ラクテック)など

3. 手術後

- 早期に経口摂取が開始されるときは、3号輸液を中心とした輸液を行いますが、アミノ酸や脂肪乳剤も含めた末梢栄養輸液を行うべきです。
- 術中に経腸栄養カテーテルが留置されている場合は、そちらからの栄養投与が主になります。

輸液製剤の選択例

PPN(3号輸液+アミノ酸液+脂肪乳剤)または
経腸栄養剤(エレンタールなど)

その1 解剖のこと

その2 手術治療のこと

その3 術後のこと

その4 栄養のこと

その5 日々の診療のこと

その6 看護師のみなさんへ

5 食べられない患者さんには 経腸栄養剤を勧める

　まったく食事ができなくても、液体の栄養剤であれば、なんとか分割して摂取できる患者さんがいます。また食事ができていても摂取量が少なくて必要エネルギー量を満たせない場合があります。

　そういった患者さんに少量で必要な栄養素が入った栄養剤を捕食として投与すると、必要エネルギー量を満たすばかりでなく、必要な栄養素も補充できます。栄養素の投与は経静脈的に投与するよりも経腸的に投与するほうが免疫能も賦活できるため、食べられない患者さんには経腸栄養剤を勧めます。

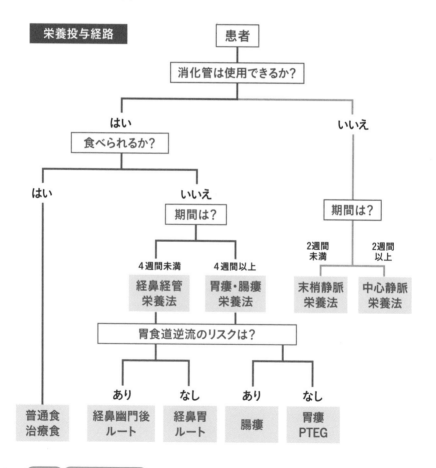

Link　経腸アクセス ▶ p.88

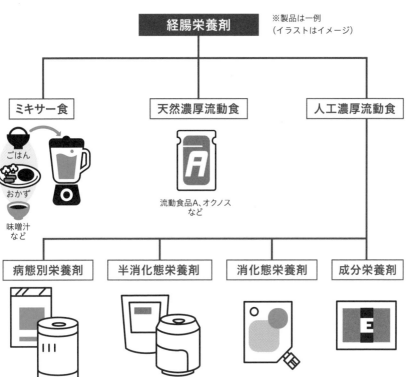

経腸栄養剤

※製品は一例
（イラストはイメージ）

ミキサー食

ごはん
おかず
味噌汁
など

天然濃厚流動食

流動食品A、オクノス
など

人工濃厚流動食

病態別栄養剤

● 耐糖能障害用：
　グルセルナ（食品）など
● 腎機能障害用：
　リーナレン（食品）など
● 肺機能障害用：
　プルモケア（食品）など
● 肝機能障害用：
　アミノレバンEN（医薬品）、
　ヘパス（食品）など
● 免疫調製用：
　インパクト（食品）、
　メイン（食品）

半消化態栄養剤

● エンシュア・リキッド（薬品）
● ラコール（薬品）
● アイソカル（食品）
● サンエット（食品）
　など

消化態栄養剤

● ツインライン（薬品）
● ペプタメン（食品）

成分栄養剤

● エレンタール（医薬品）
※食品はない

 ## 入院中と退院後、経腸栄養剤はどう使い分ける？

入院中の患者さんが退院するとき、栄養剤をどうするか、しばしば悩みます。患者さんの負担を考えると、基本は、入院中はそれぞれの病態にあった経腸栄養剤（医薬品でも食品でも）を使い、退院後は患者さんの経済的な負担を考えて保険収載されている栄養剤や医薬品を使うように切り替えるほうが患者さんの負担が少なくていいでしょう。

その1 解剖のこと
その2 手術・治療のこと
その3 術後のこと
その4 栄養のこと
その5 日々の診療のこと
その6 看護師のみなさんへ

6 食べられず、腸が使えない場合は点滴が必要

　食べられない患者さんには経腸栄養剤を補助として投与するほうがいいのです。しかし腸を使用できないような、腸炎、腸の手術直後、抗がん剤で腸管が傷害を受けている、嚥下障害があるなどの状況では経静脈的に栄養を投与しなくてはいけません。

　がん患者が化学療法を受けると経口摂取量が減ってくる場合が多いのですが、その際に栄養士の多くが（医師もそうですが）、栄養剤を勧めます。飲める状況ならいいのですが、抗がん剤の中には腸管毒性をもっているものも多く、食事を摂取すると腸の負担になって、下痢や出血をきたす場合もあります。

　そんなときは腸を休めてみてはどうでしょうか。せめて副作用のある3～4日間は外来で点滴をし、栄養を維持します。患者さんは精神的に負担が減り、また、栄養は摂れます。第一、腸の状態が悪いときに経腸投与しても栄養剤が吸収されるのか疑問です。抗がん剤治療は何クールも行うので、数日の栄養不良が点滴をすることで補われます。抗がん剤治療の完遂率も高くなると思います。なにより、患者さんは無理に食べなくていいので、ほっとした表情になります。

---

memo

補完的栄養療法（SPN）

手術後や何らかの治療をした後、食事量が減っている場合が多いのですが、主治医はほったらかし、という状態がよくあります。そんなときは補完的栄養療法（SPN：supplemental parenteral nutrition）です。不足している部分を点滴で補うと栄養状態が維持できます。患者さんをよく観察して、栄養療法をもっと取り入れてください。

voice

栄養療法をよく知っている患者さん（たとえばそういう医師）が入院して、主治医が何も栄養素や電解質の投与量など考えないで数週間点滴を続け、治療の結果がよくなかった場合、ひょっとしたら主治医が訴えられるような時代が来るかもしれないですよ。勉強してください。

Link　栄養投与経路 ▶ p.84

食べられない状態なのに、経腸栄養や経静脈栄養を拒否する患者さん。どう対応する?

「おなかや血管から栄養を入れてまで生きていたくない」と言う患者さんもいます。そんなとき、私ならこんなふうに声をかけます。

「点滴をしないと死んでしまいます。死んでしまったらお子さんたちが悲しみますよ。一時的に食べられないだけなんです。"点滴するのが嫌だから、おじいさんは死んでしまったんだ。弱虫だなあ"と言われますよ。恥ずかしいでしょう。さあ、いやいや言わないで手を出してください」

 栄養摂取について患者さんと家族で考えが違う場合、どうする?

栄養の投与の仕方は医学的に最適なものを医師が勧めます。この医師の指導が大事です。

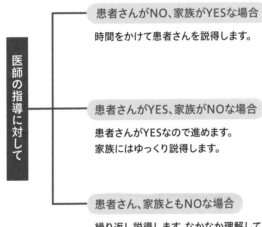

医師の指導に対して

患者さんがNO、家族がYESな場合

時間をかけて患者さんを説得します。

患者さんがYES、家族がNOな場合

患者さんがYESなので進めます。
家族にはゆっくり説得します。

患者さん、家族ともNOな場合

繰り返し説得します。なかなか理解してもらえない場合は、second bestなもので様子をみて(PEGが一番の適応だけれど嫌がる場合、経鼻胃管でしばらく対応するなど)、繰り返し説得します。

その1 解剖のこと
その2 手術 治療のこと
その3 術後のこと
その4 栄養のこと
その5 日々の診療のこと
その6 看護師のみなさんへ

7 経管栄養は、経鼻胃管による方法が簡便 しかし、長期なら胃瘻が最適

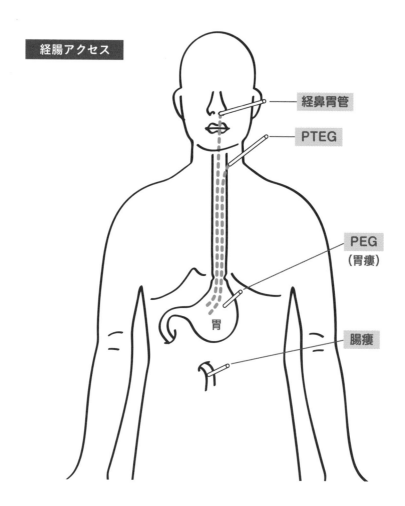

経腸アクセス

経鼻胃管

PTEG

PEG
（胃瘻）

胃

腸瘻

経鼻胃管

naso-gastric tube：NGチューブ
- 不要になって抜去すれば跡形もなくなるのが最大の利点です。
- 経鼻胃管からの栄養剤投与が長期間に及んでいる場合、投与ルートの変更を看護師から提案してください。患者さんのためです。

PEG

percutaneous endoscopic gastrostomy：経皮内視鏡的胃瘻造設術
- 経鼻胃管の次に普及しています。
- 内視鏡で観察しながら経皮的に胃を穿刺し、胃にカテーテルを留置する方法です。

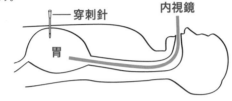

腸瘻
- 内視鏡的にも外科的にも造設されます。
- 胃食道逆流のある人にも使用できるのですが、投与速度など投与の仕方に工夫が必要です。

PTEG

percutaneous trans esophageal gastro-tubing：
経皮経食道胃管挿入術
- 超音波で観察しながら頸部食道を経皮的に穿刺し、カテーテルを食道から胃まで留置する方法です。
- PEGができない場合、栄養目的や減圧目的に効果を発揮します。
- きわめて有効なルートですが、まだまだ知名度が低く、全国的に周知する必要があります。

何歳までPEGはできる？
99歳の患者さんにPEGをしました。娘さん2人が来られ、「100歳の母の誕生日を盛大に祝ってあげたい」と言っていました。幸せそうなお母様でした。
高齢だからPEGはダメというのはダメですよ。成人患者の多くが高齢者です。年齢で区切ってはいけません。胃瘻は安全で便利な栄養投与法です。栄養療法の適応があって、PEGの適応があれば、やってあげてください。患者さんのQOLがよくなります。

その1 解剖のこと

その2 手術のこと 治療のこと

その3 術後のこと

その4 栄養のこと

その5 日々の診療のこと

その6 看護師のみなさんへ

8 高カロリー輸液の方法として PICCが急速に増加している

　従来、高カロリー輸液を施行する際にカテーテルを留置する方法として、CVC(central vein catheter、内頸静脈経由または鎖骨下静脈経由)が主に用いられていました。しかし、CVCを挿入する際は時に気胸などの合併症が起こることがあり、患者さんの不利益となっていました。合併症が起こると患者さんと主治医の信頼関係があっという間に崩れます。

　それに対して、近年は末梢静脈から挿入し中心静脈に留置するPICC(peripherally inserted central catheter)が急速に増加しています。肘からではなく上腕の静脈を超音波ガイドに穿刺して挿入する方法です。気胸や血胸の心配がないというのが一番のメリットです。患者さんの恐怖感も減ります。PICC挿入については特定行為研修を終えた看護師が活躍している病院も増えてきました。

中心静脈へのアクセス

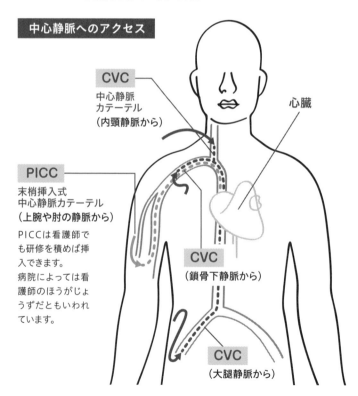

CVC
中心静脈
カテーテル
(内頸静脈から)

心臓

PICC
末梢挿入式
中心静脈カテーテル
(上腕や肘の静脈から)

PICCは看護師でも研修を積めば挿入できます。
病院によっては看護師のほうがじょうずだともいわれています。

CVC
(鎖骨下静脈から)

CVC
(大腿静脈から)

その
1
解剖のこと

その
2
手術
治療 のこと

その
3
術後のこと

その
4
栄養のこと

その
5
日々の
診療
のこと

その
6
看護師の
みなさんへ

9 その患者さんにとって最適な栄養投与経路は何か

「栄養状態が悪すぎるから、PEGは無理」とか、「いきなりPEGせずにしばらく経鼻胃管で栄養状態がよくなるか確認してから」とか、そういう意見が多いように思います。私は、「低侵襲のPEGくらい、やってあげてはどうでしょうか」という意見です。

栄養状態が悪い患者さんにCVCやPICCを入れるのに躊躇しますか？PEGは簡便で安全な手技だから、ここまで全世界に広がったのです。栄養状態がひどく悪くても、栄養療法の適応があって、PEGが最適だったらPEGをしてください、と私は勧めています。患者さんのためになるかどうか、が大事です。

? PEGできないのはどんな場合？

胃切除後や腹部の手術後、裂孔ヘルニアがひどい場合、腹水がある場合、横行結腸が胃の前面を覆っている場合など、さまざまな場面が想定されます。そういった場合は、よくCVCが留置され、経静脈栄養が選択されています。

PEGできないからといって経鼻胃管で長年栄養療法を続けているケースがあります。経鼻胃管で続けるのは本人にとってもつらいです。自分がされていると思ったらどうでしょうか？　経鼻胃管が入っていたら嚥下訓練もつらいです。経鼻胃管はすぐに詰まります。

胃に穿刺できないだけなので、他の方法で胃にカテーテルを留置すればいいのです。例えば腹腔鏡を使ってPEGをしたり、小開腹して胃瘻を造るなど、です。PTEGという方法もあります。重要なのは、腸を使って栄養投与ができるのに、手段を知らないでそれを放棄してしまうというのは患者にとってよくないということです。

10 消化器手術後の食事は、基本的に食べてはいけないものはない

どの臓器の手術後でも、自分の身体の状態に合わせて、多くの栄養素をバランスよく摂ることが大切です。太りすぎには注意しましょう。

食道がん手術後	一度にたくさん食べることができないので、少しずつ、複数回に分けて食べる習慣をつけてください。
胃がん手術後	一度にたくさん食べることができないので、少しずつ、複数回に分けて食べる習慣をつけてください。
大腸がん手術後	何を食べてもいいでしょう。ただし、太りすぎにはご注意ください。
肝臓がん手術後	何を食べてもいいでしょう。ただ、肝臓がん、胆道がんでは肝硬変を併存している人もいますので、多品目の食材を摂って、太りすぎないようにします。
膵臓手術後	耐糖能異常をきたしやすいので、太りすぎないようにします。

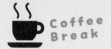

解剖が苦手でした

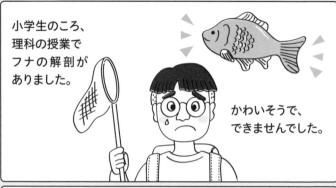

小学生のころ、理科の授業でフナの解剖がありました。

かわいそうで、できませんでした。

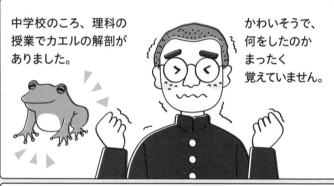

中学校のころ、理科の授業でカエルの解剖がありました。

かわいそうで、何をしたのかまったく覚えていません。

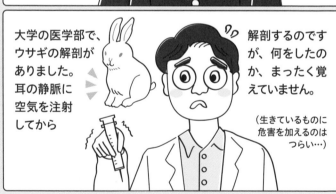

大学の医学部で、ウサギの解剖がありました。耳の静脈に空気を注射してから

解剖するのですが、何をしたのか、まったく覚えていません。

（生きているものに危害を加えるのはつらい…）

そんな私が多くの患者の手術をする外科医になっているのですから、人生はわからないものですね。

ウサギとカメ

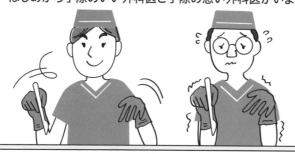

指導を受けている外科医が手術を執刀すると、
はじめから手際のいい外科医と手際の悪い外科医がいます。

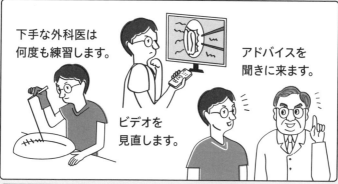

下手な外科医は
何度も練習します。

アドバイスを
聞きに来ます。

ビデオを
見直します。

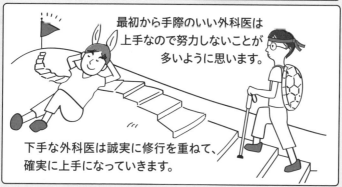

最初から手際のいい外科医は
上手なので努力しないことが
多いように思います。

下手な外科医は誠実に修行を重ねて、
確実に上手になっていきます。

私は、最初は下手でも
努力を続ける外科医を大事に
育てていきたいと思っています。

日々の診療のこと

患者さんは病気の不安を抱えて病院にやってきます。どんな治療が待っているのか、手遅れではないだろうか、治療は痛くないだろうか。さまざまな不安を抱えています。

医師は不安の1つ1つに真剣に対応し、納得のいく話をし、不安を解決していく必要があります。十分に話をするのです。カルテに手術や検査の予定を入力するのも大事ですが、患者さんに向き合うことが第一です。患者さんの苦痛をやわらげるのが病院だと思っています。

患者さんには少しでも
笑顔になって帰ってほしい

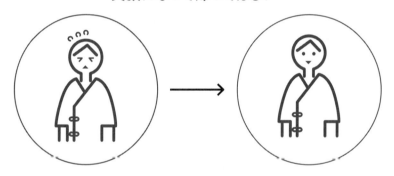

1 診療時の心構え

　患者さんは、病院に来るときも、入院している間も、手術を受けるときも、不安を抱えています。その不安を取り除くことが大事です。

　笑顔とやさしい言葉をかけることに徹します。

初診時

　消化器外科の場合、がんで紹介される場合が多いです。まず、具体的にこれから患者さんの受ける治療行程をわかりやすく説明します。患者さんはこれからどんなことをされるのか、大変不安がっています。心配しなくてもいい、スケジュールどおり行えば大丈夫ですよ、というように安心してもらうことが大事です。来院時の不安を一掃する必要があります。

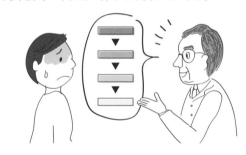

手術時

　外科医にとって術前のシミュレーションは大事です。このシミュレーションと術後の反省をきっちりすれば、10例経験したら100例以上の力が付くと思っています。100例漫然と行っても予想外のことには対応できません。10例でも、いろいろと考えてしっかりやれば、100例ぶんの実力が付きます。医師はそういう心構えで手術に臨むべきです。

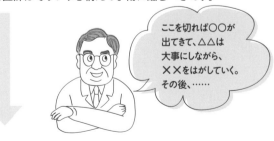

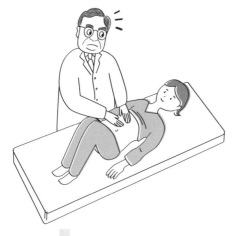

手術後

　患者さんを細心の注意で観察します。看護記録だけを当てにせず、自分の目で患者さんを見て、自分で患者さんのおなかを触って変化をみます。連日きっちり見て触ることが実力をつける秘訣です。

　毎日見て触っていると、異常にすぐに気がつきます。それが経験となって生きてくるのです。看護も同じですね。

退院時

　病理検査の結果を伝え、これからの予定を話します。どんなことに注意するか、日常生活や社会生活をしていくうえでの注意点を話します。

　現在は、手術後まだ痛みがあったりしても、経過が正常であれば退院となります。しかし、退院してから経過が異常になる場合もあります。帰宅後に縫合不全が発見されたり、腹腔内膿瘍が形成されたりする場合がまれにあるので、帰宅後の注意事項をていねいに説明します。

　腹痛であれば、「立っていられない」痛み、発熱であれば、「38℃を超える」高熱など、こういった症状は異常ですので病院に連絡してくださいと具体的に伝えるようにしています。もちろん退院してからの通院の目的、スケジュール、期間なども伝えます。

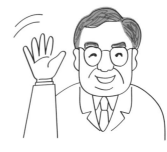

　退院は患者さんにとってうれしい出来事です。「よかったですね」の一言を添えることは忘れません。

その1 解剖のこと
その2 手術 治療のこと
その3 術後のこと
その4 栄養のこと
その5 日々の診療のこと
その6 看護師のみなさんへ

２ 外科医の仕事は手術だけ？

　私の外来にくる患者さんは、入室するなり一方的にこの３か月間（だいたい３か月ごとに来院される人が多い）にあったことをとうとうと話し、診察もそこそこに帰っていく人が多いです。しゃべりに来ているみたいです。それで患者さんが元気になって、気持ちが晴れるならいいと思っています。

　私が研修医のころ、看護師たちが「あの先生は名医です」と言っていて、とても印象に残っている医師がいます。別の病院から当直の応援に来ていた先輩の医師です。卒後まだ３年目くらいでした。

　ある患者さんが夜になると看護師の詰め所にやってきて、ずっと話をし続けて仕方がないとのことでした。たいした話ではなく、急変でもないのです。医師を呼んでくれと言っても当直の医師は「またか…」と、なかなか来てくれないことも多かったようです。

　その先輩医師が当直の夜も同じように、その患者さんは詰め所にやってきました。医師を呼んでくれ、と言って聞きません。先輩医師は深夜にもかかわらず、その患者さんの話を何時間も聞き、居眠りしながら（その先生は普段から本当に忙しく、ほとんど寝ていませんでした）患者さんの話に付き合っていたようです。結局、２人とも詰め所で寝てしまい、明け方、看護師がその医師と患者さんを起こすと、患者さんは部屋に帰っていったとか。すごい先生だと思いました。

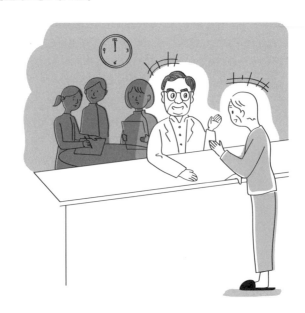

早朝に病棟を回診すると、看護師の詰め所に高齢の患者さんが座っているときがあります。看護師に聞くと、「夜通しずっと詰め所でしゃべっていました」。今は高齢者がたくさん入院しています。その日の当院入院患者は80歳以上が113名、90歳以上が13名、最高齢が96歳でした。

　私が「おばあさん、おはよう。何してるの？」と声をかけると、「先生おはよう。ごはんを待っているの」と言います。まだ7時です。「朝ごはんまで、あと1時間あるよ」「それなら、ちょっと寝ようかな」と患者さん。「いま寝たら起きないから、このまま待っていて」と看護師。こんな光景がよくあります。

　先輩医師のケースであれば、私なら、「おじいさん、どうしたの？」と、一通りのことを聞くようにしています。こういう人はまた同じことを言いだすときがあります。そんなとき、「その話はさっき聞いたから、じゃんけんして私が勝ったら、寝ようか？」と言って、私が勝つまでじゃんけんしたことがあります。話を延々と聞くことは大変な精神力と体力が必要です。

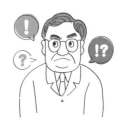

3 「何か変」は直感でわかる

　何か変？　という直感はとても大事です。患者さんの何か変に気づくためには、外来や入院時に患者さんとよく話をし、視診、触診をよくしておく必要があります。冷や汗や赤み、呂律がまわらない、などの所見は誰がみてもわかります。表情が何となくなくなったり、しかめっ面をしていたり、おなかが痛いので膝を立てていたり、横を向いていたり、いつもはよくしゃべる人が今日はぶっきらぼうであったり、普段の患者さんを知っていれば「何となくおかしい」を感じとることができます。そういった違和感をもちながら、検査値をみたり、CTをみたりすると細かい所見が読めます。「何か変」が「確信」に変わるのです。

　普段から患者さんとかかわっていなければわかりません。主治医の「何か変」は長年一生懸命、1例1例症例を大事にする姿勢を貫いていかなければ得られません。何千症例を経験しなくても、数十例か一生懸命患者さんを診れば養われる医療技術です。

その1 解剖のこと
その2 手術治療のこと
その3 術後のこと
その4 栄養のこと
その5 日々の診療のこと
その6 看護師のみなさんへ

4 その人にとって 最善のシナリオを描く

　初診時や手術時にがんが拡がりすぎていて外科的には根治的に切除できない、または切除できなかった場合にも暗くなってはいけません。「患者さんが自分だったらどうする？」「どうしたら少しでも長く生きられる？」と、最善策を考えます。こういう場合にはこんな治療があります、そうしていくとこんな効果があって頑張ればこのくらい生存が望めますよ、と話すことにしています。

　病状はどうなのか、根治が望めるのか、治療が難しい場合はどのくらい生きられるか、本人にはきっちり伝えるべきだと私は考えます。「私がこれからあなたにとって最善のシナリオを描きますので、ついてきてください」「状況に応じて修正しなければいけませんが、その時その時の最良のシナリオを描きます。安心してください」と説明します。あなたをけっして見放しませんよ、と伝えることが大事だと思っています。

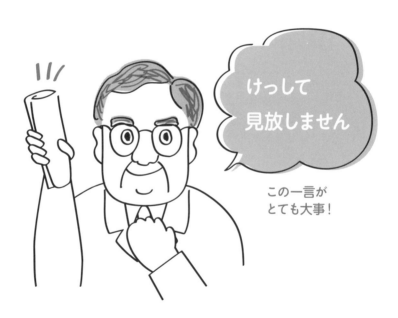

けっして
見放しません

この一言が
とても大事！

大腸がんから肝転移をしていることがわかり、がっかりしている患者さんに対して

 かなりの進行がんで肝臓に転移があります。大腸はがんで閉塞しかかっていますので切除します。肝臓の転移は複数個あるので、手術後はいったん抗がん剤治療をして、肝臓の転移が増えていないことを確認してから、肝臓の手術ができるかを決めます。

 え……。肝臓に転移があるんですか？　それならもう手遅れですよね。いつ死ぬんですか？

 肝臓に転移があってもすぐに亡くなるわけではありません。このくらいのステージの人だと、いろいろな治療をして、だいたい3年くらいは生存されています。

 え……。じゃあ3年で死んじゃうんですね。

 平均しますとね。でも私の患者さんで大腸がんを切除して、抗がん剤治療を3か月くらいして肝臓の転移も切除した人がいます。5年たった今でも再発なくお元気です。

 私もそうしてください。

 再発して再手術されたその患者さんは大変運のいい人です。みんなそのようにうまくいく人ばかりではありません。抗がん剤が効かず、半年でお亡くなりになる方もいます。

 私はどちらですか？

 わかりません。手術も抗がん剤も、やってみないとわからないのです。もちろん、もう手術のように痛い目にあうのはこりごりだ、抗がん剤治療もつらいので受けたくない、と言われる方もいます。

 手術も抗がん剤治療も、私に耐えられるでしょうか。怖いです。

 迷う気持ちはよくわかります。しかし、あなたが決断しなければ治療は進みません。どのような選択をされても、私があなたにとって最良のシナリオを描きますので、ついてきてほしいと思います。

 わかりました。よろしくお願いします。

その1 解剖のこと

その2 手術治療のこと

その3 術後のこと

その4 栄養のこと

その5 日々の診療のこと

その6 看護師のみなさんへ

手術したが多くのリンパ節転移があり、術後に抗がん剤治療を勧めたが、「抗がん剤治療をしない」という選択をした患者さんに対して

 手術は無事終わりました。同時にリンパ節も切除したのですが、たくさんのリンパ節転移がありまして、3群のリンパ節にも転移していました。こういった場合は高い確率で再発するといわれていますので、抗がん剤治療をお勧めします。

 えっ……。副作用は出るのでしょうか。

 抗がん剤治療は下痢をしたり、食欲がなくなったり、肝臓などの内臓の障害を起こしたり、白血球が減って抵抗力がなくなったり、手や足の指がしびれたり、肌があれたり、副作用はたくさんあります。

 そうですか……。抗がん剤治療したら確実に再発しませんか?

 確実に再発しないとはいえません。抗がん剤治療をすれば、再発の確率は抑えられるということです。どうしましょうか?

 私、食べることだけが楽しみなんですよ。せっかく痛い思いをして手術を受けたのだから、いろいろなところへ旅行にも行きたいですし。抗がん剤治療をしないということも可能ですか?

 可能ですよ。治療は患者さんが受けるものですから、ご自身で決めるのが一番です。

 それでは抗がん剤治療は受けません。

 わかりました。それも立派な選択だと思います。ご自分の人生ですものね。一緒に経過をみていきましょう。万が一再発してもけっして見放したりせず、また治療方法を考えます。ご安心ください。

 安心しました。これからもよろしくお願いします。

 すぐ決断できる患者さんばかりではありません。「先生だったら、どうしますか?」「先生のご家族だったら、どうしますか?」と聞かれることも多いです。できるだけ率直にお話するようにしています。

その1 解剖のこと
その2 手術・治療のこと
その3 術後のこと
その4 栄養のこと
その5 日々の診療のこと
その6 看護師のみなさんへ

5 最後は好物を食べさせてあげたい

大腸がんで肺や肝臓に転移してしまって、余命はあと数週間か、という患者さんがいました。ほとんど何も食べられていなかったので「何か好物はない?」と聞くと、「○○(有名な中華料理店)のチャーハンを食べたいな」でした。近いうちに買ってきてあげようと思っていたら、数日後、患者さんから「○○のチャーハン、何年かぶりに食べたけど、おいしかったよ。ありがとう」と言われました。外科部長が買ってきて食べさせていたのでした。そういう職員がいることをうれしく思いました。それから数日後に患者さんは亡くなりました。

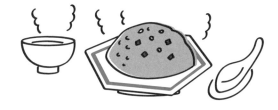

6 「どうしたらできるか」を考える

最近、「こんな患者は手術をしても合併症を起こすので、手術適応から外そう」という議論が出てくるときがあります。適応から外された患者さんには、他の治療法が選択されるとは思いますが、ほぼ死を待つだけとなります。私はおかしいと思います。

手術をしたら合併症を起こしやすいのであれば、起こしにくいような術式なり、起こさないような技術を開発していくのが外科医の使命です。外科医であれば、どうすればメスで治せるか、を考えるべきです。私たちはそのように修行してきたのですから。できないからやめるのではなく、「どうしたらできるようになるか」を考えなければいけません。

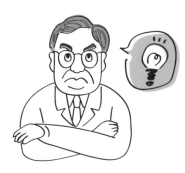

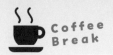

がんを経験してわかったこと

私はがんを経験しています。50歳のときでした。

50歳の節目検診というのが大阪市の制度でありましたが、私は「忙しいので結構です」と言って逃げていました。実際毎日2件ずつ大腸がんの手術をこなし、超忙しかったのです。「上司から叱られます」という事務職員の声に負けて、がん検診を受けました。血液検査やX線検査、便検査、胃透視検査などです。検便は2日分（2回の便）が必要だったのですが、忙しくて1回の便しか取れず、出た便のはじめのところと終わりのところを提出しました。面白いことに結果は「＋」と「－」でした。

大腸内視鏡検査を受けたほうがいいと言われたので、受けました。大腸内視鏡検査を受けたことがある人はわかると思うのですが、左側臥位で、顔の前にモニターがあるのです。内視鏡医は大変上手な先生で、あっという間に盲腸まで挿入されました。引き返すときにポリープがいくつかあり、切除してもらいました。「もう少しで終了です」という声のすぐ後で、直腸に小さいけれど潰瘍を有している、内視鏡では取れないがんがありました。「西口先生、わかりますね。手術が必要です」と言われた後、どうしようかと考えました。私はすぐに現状を受け入れられるのです。くよくよしていても仕方ありません（少し後で落ち込むタイプです）。どこで手術しようか、誰に手術を頼もうか、仕事はどうしようか、たくさん考えなければいけません。この翌日は舞鶴で講演の予定でした。

ところが自宅で夜中トイレに行くと、便器が真っ赤になり大出血していました。自分で車を運転して病院に行こうと思いましたが、嫁が「私が送っていきます。ショックになったら大変です」と。当たりました。病院に到着したのは覚えていますが、その後のことは覚えていません。内視鏡室で止血してもらって、病室で寝かされていました。嫁の勘というのはすごいです。命が助かりました。

がんが発見されたときの話に戻ります。診断結果は最初に嫁に話しました。これが大事です。一番聞いてほしい人に一番先に話さなければいけません。みなさんも気をつけてください。自分の病院で手術すると、病室には私の患者さんもいますし、看護師も何となくやりにくいだろうと思いました。直腸がんは私が一番得意としている手術です。自分で自分に手術ができない。悔しい思いをしました。そこで大学で同じく一緒に大腸がんの研鑽をしていた、弟弟子のような前田清先生（現在は大阪公立大学の教授になられています）に頼みました。

その1 解剖のこと

その2 手術 治療 のこと

その3 術後のこと

その4 栄養のこと

その5 日々の診療のこと

その6 看護師のみなさんへ

　手術前に思ったことは、「手術が成功しないかもしれない」「人工肛門になるかもしれない(実際手術前日に看護師が人工肛門のマーキングをしに来ました)」「麻酔が覚めないかもしれない」「輸血されるかもしれない」「術後縫合不全を起こすかもしれない」「術中不整脈で心臓が止まるかもしれない」など、ネガティブなことばかりでした。

　大学病院で手術を受け、術後、声帯麻痺や腸閉塞で退院が10日ほど延びましたが、無事に退院することができました。早期がんでリンパ節転移もなく、抗がん剤治療もしなくていい状態でした。10年以上も前の話です。

　がんになってわかったことは、入院中は医師の訪室を今か今かと待っていること、看護師の声かけがどれだけうれしいか、どんな食事が出るか、などです。笑顔で看護師に「少し顔色がよくなってきましたね」と言われたら、その日1日が気分上々です。看護師の笑顔ややさしい声かけにどれだけ患者は癒されているか、認識しておいてください。

　またがんになって思うことは、手術が成功しないかもしれない、再発するかもしれない、といつも考えていることです。早期がんだって再発します。そこで、いつ死んでもいいように「やりたいことをしたらいい」と考えました。進路で2つ選択肢があれば、面白そうなほうを選ぶことにしました。いつ死ぬかわからないからです。実際、61歳のとき、このまま大阪市立総合医療センターの消化器センター長でいくか、十三市民病院の副院長になるか、選択を迫られました。一度しかない人生なので十三市民病院を選びました。その後、院長となり、コロナ専門病院を指揮することになりました。よかったと思っています。

　医療者もがんになります。がんになったら人生観が変わります。自分に正直な生き方ができるようになります。がんになっても悲観しないで、いい医師を選んで、対応してください。がんになるのも人生です。日本人の2人に1人ががんになる時代です。ただし、がんは助かるときに見つかりたいものです。そのためには検診が大切なことにご注意ください。

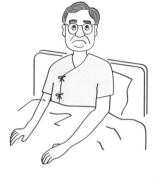

その6

看護師のみなさんへ

　看護師は患者さんに一番近いところにいて、どの医療者よりも患者さんに接しています。たくさん会話をして、普段はどんな話し方や表情を見せる人なのか、知っておいてください。何度も腹部などを触って、聴診して、正常を感じておいてください。積み重ねた経験と感覚が、「何かおかしい」という気づきや発見につながります。

　看護師は医師の部下ではありません。患者さんの治療の介助をするのが仕事です。看護師のみなさんが「異常」の「第一発見者」であるべきです。そのくらいの覚悟と誇りをもって仕事をしてほしいと思っています。

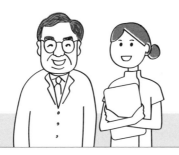

私は"こんな看護師と働きたい"

1. 素直である

2. 誠実である

3. 向上心がある

4. やさしい

5. 患者と一緒に喜び、泣くことができる

6. あきらめない

7. 看護師であることに
   誇りをもっている

8. 判断が早い

9. いつも勉強している

10. どんなときも笑顔でいる

1 やさしい看護師になってください 患者さんにも、同僚にも、他職種にも

　患者さんにやさしい看護師になってください。患者さんの話をよく聞く看護師になってください。子どもさんやお孫さんの話が始まっても、嫌な顔をしないで聞いてあげてください。自慢話も聞いてあげてください。患者さんが自分の個人情報をどんどん自分から話出したら信頼関係が始まったと考えてください。自分の親や子どもに対しては、しっかり話を聞くでしょう。患者さんに対しても同じです。食事の介助や検査の介助に際しても同じことです。自分の家族に介助していると考えてください。

　同じように、同僚や他職種の人に対してもやさしく接してください。きっと、いい看護師になれますよ。

2 自分自身、家族の健康を第一に考えてください

　疲れたら休息をとりましょう。いい休息なくして、いい仕事はできません。休息の後、しっかり働けばいいのです。自分を大事にしてください。病気になったら、できるだけ早く治してください。そうしなければ自分を待ってくれている患者さんを治せません。

　家族が病気になったら全力で治療を支えてあげてください。早く家族を治せたら、また患者さんに全力を注ぐことができます。自分や家族を十分に治せないようでは患者さんを治せないですよ、と私は職員に言っています。

　私は、病院の職員が病気になったときは、できるだけ早く優先して治療をしてもらうように言っています。早く治療して復帰してもらうためです。これまで病院のために一生懸命働いていた職員が病気になったのです。病院で全力を挙げて治療にあたることがこれまでの貢献に対するお礼、というものです。早く治療して復帰できれば、病院機能も回復します。職員は大事にしたいです。

その 1 解剖のこと

その 2 手術・治療のこと

その 3 術後のこと

その 4 栄養のこと

その 5 日々の診療のこと

その 6 看護師のみなさんへ

3 患者さんには、病院に来たときよりも笑顔で帰ってもらってください

初診時患者さんは病気のことや自分の予後、手術などに対して不安いっぱいで診察室に入ってこられます。ゆっくりていねいに、やさしく説明していくと、不安は少しずつ解消していき、言葉数も多くなってきます。来られたときは不安いっぱいでも、笑顔で帰ってもらいたいと思っています。

4 自分を好きになってください

「こんなことをしても誰も評価してくれない」「こんなことをしても何の得にもならない」などと言う人がいます。

電車でお年寄りに席を譲る、廊下のごみを拾う、次の人にドアを開けてあげるなど、そんなちょっとしたことを心がけて行ってみてください。自分を好きになって、心が喜びます。

私は、夜中に呼び出しがあり、車を飛ばして緊急手術に向かっている自分、廊下でごみを拾っている自分、電車で席を譲っている自分が好きです。自分を好きになったら人生は楽しいです。誰も褒めてくれなくても、自分が評価すればいいのです。

自分を好きになるためにはどうすればよいのでしょうか。自分を誰かが見ているとして、その誰かになる練習をするといいでしょう。自分の行動を誰かが見ています。その誰かが自分を好きになるかを考えるのです。

5 自分の定位置をつくると落ち着きます

自宅には自分のベッド、机、部屋というものがあるでしょう。そこにいると落ち着きますね。空気、におい、気配などが長年染み込んでいるからだと思います。緊張続きの新人の看護師さんは、病院の中で自分の定位置(決まった椅子、話しやすい人の横、食堂の席など)をつくると落ち着きますよ。

先輩たちも会議では毎回同じ席に座っていることも多いので、参考にするといいと思います。私も通勤電車では、ほぼ決まった位置のつり革をつかみます。

6 出る杭は打たれます 出すぎた杭は打たれません

　私は「出そうな杭」を探して育てていきたいと思っています。出そうな杭とは、進めていきたいけれど確証はない、でも可能性はあって、興味深いこと、です。

　例えば、ある医師がロボット支援手術を追求したいと、自分の時間を使って１人でいろいろな病院で修行をしましたが、続けさせました。そのうち１人で黙々と病院でロボット支援手術を推し進めていきます。そこまで行くと、全国から見学に来ます。

　ロボット支援手術は時間もお金もかかります。最初は「杭」かもしれません。出すぎると打たれず、今や病院の看板となっています。

　例えば、結腸がん手術では、全例にドレーンを入れていました。縫合不全の早期発見のためです。しかし、ほとんどの手術で縫合不全は起こりません。起こっても結腸がんの場合、ドレーンは効果が弱いのです。

　あるときから、私は結腸がん手術にドレーンを入れるのをやめました。杭が出たと思います。ドレーンが入っていると患者さんは痛みや入浴制限などがあり、大変です。「ええかっこしい」とも言われましたが、続けていくと、みんなドレーンを入れなくなりました。

7 背伸びをすると背が高くなります

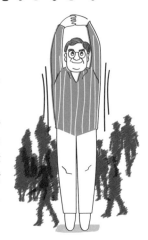

　私は背が高くなる方法を知っています。毎日背伸びをするのです。特に人が見ているときに。必ず背が伸びます。

　同じように、集団の中で他者より目立ちたければ背伸びをしましょう。人の能力は、あまり変わりません。そこで、集まりがあったら、がんばって背伸びをするのです。そうしたら、目立ちます。発言させてもらえます。集会ごとにそんな背伸びをしていたら、本当に背が伸びます。背伸びするにも努力が必要ですが。やってみてください。

8　あきらめたら、そこで終わり

　出典は不明です。日照りが続いて雨を降らせたいときにアフリカのある部族が「絶対に雨が降る踊り」があるといいます。どんな踊りでしょうか？

　答えは、「雨が降るまで踊り続ける」踊りです。

　例えば、腸と腸を吻合すると縫合不全を起こす可能性があります。縫合不全が起こったら、あきらめずにもう1度吻合するのです。また縫合不全を起こしたら、また吻合するのです。縫合不全の確率が20％であれば、2〜3回目で吻合できます。これが必ず吻合できる吻合の方法です。

9　何事も最初が肝心

　新人のときは、いい上司に徹底的にしつけてもらってください。看護記録の書き方や話し方、聴診器の持ち方、触診の仕方など、すべて最初が肝心です。しつけが悪いと医師や他職種とのトラブルの元になります。

　鳥のひなは最初に見たものを親と思って、ずっと慕って真似をするようです。いい親鳥を見つけることも大事です。

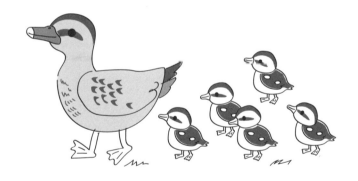

　一方、親鳥になる上司や先輩は大変です。後輩の指導はとても難しいものです。「自分はこうしていた」は、特に今の時代、なかなか通用しません。

　絶対覚えなくてはいけないことは、覚えやすくして必ず覚えてもらいます。テストします。体験しなくてはいけないことは、その場に連れていきます。また、自分と行動を共にしてもらって、こういうときにどんなことをするか、考えるか、どんなふうに声をかけるか、体験してもらいます。OJTです。

その1　解剖のこと
その2　手術・治療のこと
その3　術後のこと
その4　栄養のこと
その5　日々の診療のこと
その6　看護師のみなさんへ

10 プレゼンは聴いてもらってこそ

　看護師のみなさんも、学会や院内研修などで講師を経験する機会が増えています。講演でなくても、医療者であればプレゼンテーションをしなければいけない場面があると思います。

　たくさん準備をしなくてはいけないのですが、用意した資料をすべて説明する人がいます。スライドの字が小さく、びっしりと書かれていたり、「○○はスライドのとおりです」と説明を省略したり。これでは聴講している人には伝わりません。居眠りされるのがオチです。

　プレゼンや講演がうまくなるコツは、上手な人の真似をすることです。その講師の追っかけをするといいでしょう。私は井上善文先生の真似をしていました。「いい講演をしても、寝られたら負けだぞ」と井上先生からよく言われました。

　プレゼンテーションは聴いてもらってこそ、ということです。聴かせてやる、ではなく、聴いてもらう、です。工夫して、目をしっかり見開かせるプレゼンテーションを心掛けましょう。

　スライドはごちゃごちゃ詰め込まず、1スライドに1メッセージ。漫才と同じで、つかみが肝心です。最初に気を引いて前を向かせる。そして、話は長すぎず簡潔に、です。

　座長は、演者の抄録は必ず読み返して質問など数個用意しておきます。シンポジウムなどでは、まとめも演者の講演に従ってまとめておきます。準備が大事です。どのまとめにも演者の言葉を少し入れて、まとめるようにしています。

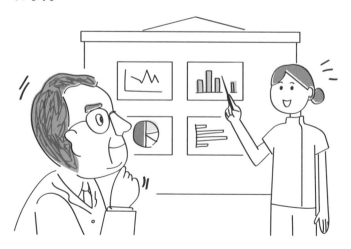

11 インフォームドコンセントは 患者さんが理解できてこそ

患者さんに、「今、A先生から手術の説明をされたんだけど、どんな手術なのか、さっぱりわからなかった。先生、もう1回教えてもらえますか?」と言われたことがあります。説明は相手にわかってもらってこそ、です。

患者さんや家族への説明で大事なこと

- わかりやすい言葉を使って話す(専門用語は使わない)
- はっきり、ゆっくり話す
- 理解できているか、顔を見て話す
- 言葉だけではわかりづらければ、絵を描いて話す
- 最後に要点を整理して話す

 例

大腸がんの手術時に縫合不全を起こすことがある、という説明

縫合不全の絵を描きながら、「大腸がんは切除したら、腸を縫い合わせなければいけません。便を通さないといけませんね。つなぎ目は器械で縫ったり、手で縫ったりします。今は安定した成績がありますので器械で縫っています。しかし、100人縫い合わせて100人すべて問題なく成功する病院はどこにもありません。患者さんの状態、血の通い方、栄養状態、腸の状態などによって、うまくつながらない人もいます。数%ですが、再手術が必要になる場合があります」

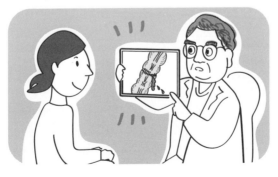

その1 解剖のこと
その2 手術 治療のこと
その3 術後のこと
その4 栄養のこと
その5 日々の診療のこと
その6 看護師のみなさんへ

12 怒鳴る人は自分に自信がない人

　手術中や診察中に大声で怒鳴る医師がいます。自分が指示したことを手早くできない看護師や事務職員に大声で怒鳴るのです。自分が手早くできるように指導しなければいけないのに、そう指導しないから相手はできないのです。自分の指導が悪いのです。怒鳴る医師は自分に自信がないのです。

　自分自身やまわりの先輩、上司はどうでしょうか。

13 時には怒ることも必要

　私が若いころ、ある病院で非常に手術の手際がよく、一般の病院での手術時間の半分くらい（膵頭十二指腸切除術という大きな手術でも３時間程度）でやってしまう外科医がいました。あまりに手術が早いので器械出しの看護師がついていけません。

　看護師が「もう少しゆっくり手術してください」と言うと、部長は「お前がついてこい。なぜ、俺が君に合わさなければいけないんだ？　患者さんがかわいそうだ。ついてこい」でした。患者さんのために、看護師自身がもっと努力しないといけないということです。この外科医の言葉、響きました。

14 いつもさっそうとしていてください

　下を見て歩かずに、すれ違う人には笑顔であいさつをしましょう。

　どこで誰と会うかわかりません。オフのときでも、さっそうとした姿でいてほしいと思います。患者さんと偶然街中で会ったとき、不愛想でくたびれた格好をしていたらがっかりされますよ。

15 得意なことを伸ばしてください

　自分の長所を伸ばすか、短所をカバーするか、悩みませんか。子どものころは、得意な科目を伸ばすより、不得意科目をカバーしなさい、とよく言われました。不得意科目も試験があるからです。

　大人になると、不得意科目の試験はありません。あっても、場合によっては避けて通れます。あなたの得意なところをどんどん伸ばしていってください。

その
1
解剖のこと

その
2
手術
治療のこと

その
3
術後のこと

その
4
栄養のこと

その
5
日々の
診療のこと

その
6
看護師の
みなさんへ

16 常に勉強をして知識を習得してください

　看護師は常に医師を相手にするのですから、勉強が必要です。診断や治療法は日夜進歩しています。常に新しい知識を入れておかないと医師とは話ができません。先輩看護師も、勉強しなければ新人さんに恥をかかされますよ。

　病気のこと、たとえば直腸がんになったらこんな症状が起こり、こういう対応をしないといけない、といった知識を十分にもってください。経験は得るのに時間がかかります。知識は自分一人で短時間で習得できます。

　こんなときはこう記載する、こんなときはこう報告する。そんなマニュアルのようなものの習得に力を入れすぎているような気がします。患者さんを自分の目で観察する、何が起こっているのかを考え、自分の知識と照らし合わせる努力が必要だと思います。それが看護する力ではないでしょうか。

17 常に観察力を鋭くしてください

　新人のうちから腹部や胸部の観察をしっかり行ってください。正常であっても、です。正常をたくさん見ておくと異常がすぐにわかります。ドレーンの性状、量、腹部の触診などの観察は一生の宝となります。

　検査技師にもよく言いますが、たとえば検査技師がする腹部超音波検査にはほとんど異常がない、スクリーニングの患者さんが訪れます。ほとんど異常がないのです。でも「異常なし」にもバリエーションがたくさんあります。

　採血検査でも正常範囲があります。肝臓や膵臓の超音波像にも正常範囲があります。そういう正常範囲の中のバリエーションをしっかり経験しておくことが異常を発見する早道です。

私は患者さんのこんなところをみています

　発熱の有無、血圧の変化、尿量の変化をみるのは当たり前です。患者さんを前にして、ドレーン排液の性状に、におい、色、量の観察も当たり前。痛がっているか？　発語は普通か？　皮膚に赤みがないか？　呼吸はつらそうか？　痛くて体をほとんど動かさないか？　などを確認します。

　痛がっていたらドレーン排液をガーゼに落として、においをかぎます。常に足を曲げているか？（腹壁の緊張をやわらげるため。これは腹膜炎のときにあります）、横を向いて上を向かないか？（腹膜炎のとき、腹壁の緊張をやわらげるために横向きになります。上を向くと腹壁が緊張して痛いのです）。　ほんの一例ですが、いろいろあると思います。

18 ドクターコールは 使命感と勇気をもって

　ドクターコールには、コールする基準のようなものがあります。それは、全身状態が急速に悪化したときです。すぐに何らかの手を打たなければ、患者さんの命にかかわります。

　ドクターコールは看護師にとって勇気がいる行為です。特に新人看護師は相当緊張するでしょう。深夜で医師が仮眠中であれば、「またこんなことでコールして！」と怒られるのではないかとドキドキし、一大決心がいるはずです。熟睡しているところを起こされるのは、誰でも気分がよくありません。医師にとって、それが仕事であっても、です。

　しかし、ドクターコールを躊躇してしまうと、患者さんの状態が悪くなり、患者さんは苦しみ、あなたはもっと責められることになります。使命感と勇気をもってコールしてください。患者さんのためです。

❗ ドクターコールしなければいけないとき

❶ 意識障害が起こっているとき

明らかに様子がいつもと違っているときです。頭部や全身に何か急激に変化が起こったことが予想されます。

❷ ショック状態のとき

血圧が急に低下したとき（おおむね収縮期血圧 90mmHg 以下）です。全身に何か急激に変化が起こっています。

❸ 無尿のとき

尿量をカテーテルで厳しくチェックしているときは特に注意が必要です。何か原因があるはずです。

❹ 頻呼吸または無呼吸のとき（呼吸困難のとき）

頻呼吸は呼吸困難を伴います。すぐに処置が必要です。

⑤ 急激で強度の痛みを訴えるとき

急速で強度の頭痛、胸痛、背部痛、腹痛などの症状は血管閉塞などが疑われます。

⑥ 大量の出血があったとき

たとえば、術後などではおおむね 100mL/ 時以上の出血があれば処置が必要です。

⑦ 不穏で暴れているとき

患者さん自身や看護師に危害が及びます。

**⑧ 術後や疾患特有の
合併症が起こっている可能性があるとき**

例1	肝切除後にドレーンから胆汁が出てきている
例2	膵切除後に膵管チューブからの排液がストップした
例3	直腸がんで低位前方切除後にドレーンから便汁が流出した
例4	狭心症で入院した患者の心電図波形が危険な波形になった

　その他にも、いろいろな状況がありますが、共通しているのは「すぐに何らかの処置や確認が必要な状態」という点です。上記に挙げた例が「異常であり、緊急に対応しなければならない状態」とわかるまでは、ある程度の勉強や経験が必要でしょう。

その1 解剖のこと

その2 手術・治療のこと

その3 術後のこと

その4 栄養のこと

その5 日々の診療のこと

その6 看護師のみなさんへ

ドクターコールしなくてもいいとき

❶ いったん急変したが、すぐによくなったとき

たとえば、一過性脳虚血性発作や胸痛、腹痛があったけれど、すぐによくなったときは、後で医師に報告すればよいでしょう。ただし、その急変後に熱が続いているなど、何か異変があるときは、医師に報告する必要があります。

❷ 急変した原因が明らかで、すでに対処し、よくなったとき

カテーテルが屈曲していて排液が得られなかった、カテーテルが閉塞していて点滴が入っていなかったなど、明らかに原因がわかっているときはすぐに対処します。
何も症状がなくなったときは、看護記録に記載しておく程度でよいでしょう。

❸ 急変を先輩看護師に相談して、すぐに手を打ち、患者状態がよくなったとき

ただし、経過は医師にすぐ報告してください。すぐに指示を得なくても報告だけでよいでしょう。

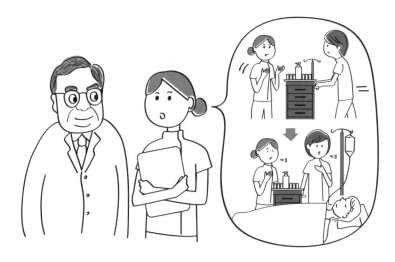

その1 解剖のこと

その2 手術治療のこと

その3 術後のこと

その4 栄養のこと

その5 日々の診療のこと

その6 看護師のみなさんへ

④ 医師から条件指示で指示が出ているとき

尿量が少ないときは点滴を追加、熱が 38℃以上のときは〇〇を投
与など、医師から条件指示（包括的指示）があるのにドクターコー
ルをすると怒られます。ただし、条件指示を遂行してもよくならな
ければ、ドクターコールが必要です。

☑**ドクターコール前の患者チェックのポイント**

誰が どんな患者で

いつ 発症したのは何分前か？　何時間前か？

どこで ベッド上で起こっているのか？
　　　　トイレで起こっているのか？

何が 腹部か？　胸部か？　頭部か？　など

どうした 激しく痛む、高熱が出る　など

なぜ トイレに行こうとして転倒した　など

その結果どうなった？ 何らかの処置をした場合、
　　　　　　　　　　　その反応は？

こういったことを、手短に要領よくまとめておく必要があります。相手
の医師は深夜、熟睡中に起こされるのですから、うまくまとめておか
なければ、コールを受ける医師は何を言っているのか状況がつかめ
ず、判断できません。

悪いコールの例

 あのう、閉塞性黄疸の患者さんですが、PTCDチューブから胆汁の量が少ないのです。どうしたらいいですか？

 何時から？

 夜の8時からです。

 もう夜中の2時やないか？

 それにおなかが痛いって言うんです。熱も39℃あります。

 それを先に言わんかいな！　すぐに見に行きます。

　こんなコールは、だめです。緊急性を前面に出して、大事なことから順に要領よく伝えるべきです。結局、PTCDチューブが抜けており、胆汁が腹腔内に漏れ、胆汁性腹膜炎になっていました。

 よいコールの例 ①

 今日手術した直腸がんの患者さんですが、尿量が少ないので「ラクテック500mLを2時間で」との指示があります。しかしドレーン排液が多くて、何か異常があると思います。見に来てください。血圧は普段は120くらいですが今は95です。

 わかりました。すぐ行きます。

　とてもわかりやすいコールです。実際は術中損傷した尿管から尿が漏れてドレーンから出ていました。私は排液をみてインジゴカルミンを注射し、ドレーン排液が青くなるのを確認しました。患者さんに行った処置は点滴追加ですが、翌朝緊急で尿管修復術を行いました。

よいコールの例 ②

 1週間前に入院された糖尿病の患者さんですが、意識がありません。血圧は90台です。ただ、この3、4日尿量が1日3,000mLくらい出ています。来てください。

 わかりました。

　いい情報をつけてコールしてくれています。それだけで、高浸透圧高血糖症候群だと診断できます。主治医は多尿を見逃していたばかりか、血糖もろくに測定していませんでした。

　高度の脱水の補正と血糖コントロールでよくなりました。看護師が全身に異常があること（尿が多い）を察知していたのですね。

☑ コール後の医師の指示を受ける際のポイント

1 嫌がられても指示は復唱する
薬の間違いが起こりやすいのです。

2 明らかに間違った指示だと思ったら、もう一度聞く
先輩とも相談して、もう一度確認してください。

3 指示を行ったら必ずその反応をみる
反応が悪ければ、もう一度ドクターコールする
例えば、痛みのためにソセゴンを注射してくださいと指示があり、注射した場合、痛みが軽減したか、必ず反応をみてください。効かないときは、術直後でない限り、何かあると考えたほうがいいです。

4 患者の診察が必要なのに医師が来ないときは、
何度もコールする勇気をもつ
他の処理中だったり、なかには悪気はなく、寝ぼけてまた寝てしまう医師もいます。診察が必要なら何度でもコールすべきです。逆ギレされたら院長に告げ口しましょう。

その1 解剖のこと
その2 手術 治療のこと
その3 術後のこと
その4 栄養のこと
その5 日々の診療のこと
その6 看護師のみなさんへ

和文

ナース・研修医がのぞいてみたい
消化器外科医の頭の中

2023年11月4日　第1版第1刷発行	著　者	西口　幸雄
	発行者	有賀　洋文
	発行所	株式会社 照林社
		〒112-0002
		東京都文京区小石川2丁目3-23
		電　話　03-3815-4921（編集）
		03-5689-7377（営業）
		https://www.shorinsha.co.jp/
	印刷所	共同印刷株式会社